距骨骨软骨损伤

——诊断、术前计划、治疗及康复

原　　著　C. Niek van Dijk · John G. Kennedy

主　　译　胡跃林　郭秦炜

副 主 译　黄宁庆

北京大学医学出版社

JUGU GURUANGU SUNSHANG —— ZHENDUAN, SHUQIAN JIHUA, ZHILIAO JI KANGFU

图书在版编目（CIP）数据

距骨骨软骨损伤：诊断、术前计划、治疗及康复 / （荷）范戴克，（美）约翰·G.肯尼迪著；胡跃林，郭秦炜主译 . – 北京：北京大学医学出版社，2020.7
书名原文：Talar Osteochondral Defects: Diagnosis, Planning, Treatment, and Rehabilitation
ISBN 978-7-5659-2198-8

Ⅰ . ①距… Ⅱ . ①范… ②约… ③胡… ④郭… Ⅲ . ①距骨—骨软化—骨损伤—诊疗②距骨—骨软化—骨损伤—康复 Ⅳ . ① R683

中国版本图书馆 CIP 数据核字 (2020) 第 083303 号

北京市版权局著作权合同登记号：图字：01-2015-5151

Translation from English language edition:
Talar Osteochondral Defects
by C. Niek van Dijk and John G. Kennedy

距骨骨软骨损伤——诊断、术前计划、治疗及康复

主　　译：胡跃林　郭秦炜
出版发行：北京大学医学出版社
地　　址：（100083）北京市海淀区学院路 38 号　北京大学医学部院内
电　　话：发行部 010-82802230；图书邮购 010-82802495
网　　址：http://www.pumpress.com.cn
E — mail：booksale@bjmu.edu.cn
印　　刷：北京金康利印刷有限公司
经　　销：新华书店
责任编辑：冯智勇　　责任校对：靳新强　　责任印制：李　啸
开　　本：787 mm×1092 mm　1/16　　印张：9.75　　字数：240 千字
版　　次：2020 年 7 月第 1 版　2020 年 7 月第 1 次印刷
书　　号：ISBN 978-7-5659-2198-8
定　　价：150.00 元
版权所有，违者必究
（凡属质量问题请与本社发行部联系退换）

主译

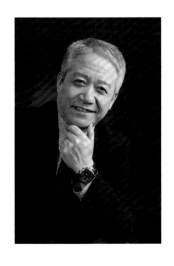

胡跃林

北京大学第三医院主任医师。担任中华医学会运动医疗分会委员，中华医学会骨科学分会足踝外科学组顾问，中国医师协会骨科医师分会足踝专业工作委员会顾问，中国医师学会科学普及分会常委，亚洲足球联合会科学委员会委员。主要研究方向为运动损伤尤其是膝、踝关节运动损伤的治疗及运动康复。为国家体育总局备战奥运会医疗专家组特聘专家，曾为多名国家队运动员进行伤病诊治，使其重返赛场和国家队，并再获优异成绩。

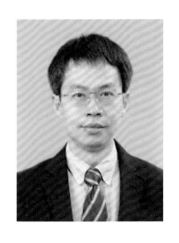

郭秦炜

北京大学第三医院主任医师、副教授，担任中华医学会运动医疗分会委员、医务监督组副组长，中国医师协会运动医学医师分会足踝专业组副组长，中华医学会骨科学分会足踝外科学组委员，北京大学第三医院足踝外科中心副主任及伦理委员会委员。主要研究方向为踝关节及膝关节运动损伤的微创治疗，尤其在距骨骨软骨损伤的诊治方面进行了系统研究，在国内外学术杂志发表多篇论著。2019 年获得国之名医—青年新锐称号。

译者（按姓名汉语拼音排序）

常　非　吉林大学第二医院足踝外科

陈临新　北京大学第三医院运动医学研究所

高丽香　北京大学第三医院影像诊断科

郭秦炜　北京大学第三医院运动医学研究所

胡跃林　北京大学第三医院运动医学研究所

黄红拾　北京大学第三医院运动医学研究所

黄宁庆　青海省交通医院骨二科

江　东　北京大学第三医院运动医学研究所

焦　晨　北京大学第三医院运动医学研究所

李　棋　四川大学华西医院骨科运动医学中心

皮彦斌　北京大学第三医院运动医学研究所

邵德成　河北医科大学第三医院运动医学科

施忠民　上海交通大学附属第六人民医院骨科

魏世隽　解放军中部战区总医院骨科

谢　兴　北京大学第三医院运动医学研究所

徐海林　北京大学人民医院创伤骨科

袁慧书　北京大学第三医院影像诊断科

郑卓肇　北京清华长庚医院影像科

朱永展　广东省佛山市中医院骨科

原著者

Samuel B. Adams, Jr., MD Department of Orthopaedic Surgery,
Duke University Medical Center, Durham, NC, USA

Tomasz T. Antkowiak, MD, MS Department of Orthopaedic Surgery,
Southern California Orthopedic Institute, University of California,
Los Angeles, Van Nuys, CA, USA

Ágnes Berta, MD, MSc, MRes Department of Orthopaedics and
Traumatology, Uzsoki Hospital, Budapest, Hungary

Department of Traumatology, Semmelweis University, Budapest, Hungary

James D.F. Calder, MD, FRCS (Tr&Orth), FFSEM Department
of Trauma and Orthopaedics, Chelsea and Westminster Hospital,
The Fortius Clinic, London, UK

Woo Jin Choi, MD, PhD Department of Orthopaedic Surgery,
Yonsei University College of Medicine, Seoul, South Korea

Mark E. Easley, MD Department of Orthopaedic Surgery,
Duke University Medical Center, Durham, NC, USA

Kyriacos I. Eleftheriou, MBBS, MD, FRCS (Tr&Orth)
Department of Trauma and Orthopaedics, Hippocrateon Private Hospital,
Nicosia, Cyprus

Richard D. Ferkel, MD Department of Orthopaedic Surgery,
University of California Los Angeles, Los Angeles, CA, USA

Southern California Orthopedic Institute, Van Nuys, CA, USA

Eric Giza, MD Department of Orthopaedics, Foot and Ankle Surgery,
University of California, Sacramento, CA, USA

László Hangody, MD, PhD, DSc Department of Orthopaedics
and Traumatology, Uzsoki Hospital, Budapest, Hungary

Department of Traumatology, Semmelweis University, Budapest, Hungary

Daniel Haverkamp, MD, PhD Department of Orthopaedic Surgery,
Slotervaart Hospital, Amsterdam, The Netherlands

Jón Karlsson, MD, PhD Department of Orthopaedics, Sahlgrenska
University Hospital, Gothenburg University, Gothenburg, Sweden

John G. Kennedy, MD, MCh, FRCS (Orth) Department of Orthopaedic
Surgery, Hospital for Special Surgery, New York, NY, USA

Arthur J. Kievit, MD, PhD Department of Orthopaedic Surgery,
Orthopaedic Research Centre Amsterdam, Academic Medical Center,
University of Amsterdam, Amsterdam, The Netherlands

Mies A. Korteweg, MD, PhD Department of Radiology, Academic Medical Center, University of Amsterdam, Amsterdam, The Netherlands

Christopher D. Kreulen, MD, MS Department of Orthopaedic Surgery, SutterAuburn Orthopaedics, Sutter Medical Group, Auburn, CA, USA

Jin Woo Lee, MD, PhD Department of Orthopaedic Surgery, Yonsei University College of Medicine, Seoul, South Korea

Thomas M. Link, MD, PhD Department of Radiology and Biomedical Imaging, University of California, San Francisco, CA, USA

Mario Maas, MD, PhD Department of Radiology, Academic Medical Center Amsterdam, University of Amsterdam, Amsterdam, The Netherlands

David A. McCall, MD Department of Orthopaedic Surgery, Southern California Orthopedic Institute, University of California, Los Angeles/Van Nuys, CA, USA

Wataru Miyamoto, MD, PhD Department of Orthopaedic Surgery, Teikyo University School of Medicine, Tokyo, Japan

Christopher D. Murawski, BS Department of Orthopaedic Surgery, Hospital for Special Surgery, New York, NY, USA

David E. Oji, MD Division of Foot and Ankle, Department of Orthopaedics, Medstar Union Memorial Hospital, Baltimore, MD, USA

Steven M. Raikin, MD Department of Orthopaedic Surgery, Rothman Institute, Jefferson Medical College, Thomas Jefferson University Hospital, Philadelphia, PA, USA

Mikel L. Reilingh, MD, PhD Department of Orthopaedic Surgery, Orthopaedic Research Centre Amsterdam, Academic Medical Center, University of Amsterdam, Amsterdam, The Netherlands

Keir A. Ross, BS Department of Orthopaedic Surgery, Hospital for Special Surgery, New York, NY, USA

Lew C. Schon, MD Department of Orthopaedics, Medstar Union Memorial Hospital, Baltimore/Washington, DC, USA

Division of Foot and Ankle, Johns Hopkins School of Medicine and Georgetown School of Medicine, Johns Hopkins University, Baltimore/Washington, DC, USA

Inger N. Sierevelt, PT, MSc Department of Orthopaedic Surgery, Orthopaedic Research Centre Amsterdam, Academic Medical Center, University of Amsterdam, Amsterdam, The Netherlands

Karin Grävare Silbernagel, PT, ATC, PhD Department of Physical Therapy, Samson College of Health Sciences, University of the Sciences in Philadelphia, Philadelphia, PA, USA

Niall A. Smyth, MD Department of Orthopaedic Surgery, Hospital for Special Surgery, New York, NY, USA

James W. Stone, MD Department of Orthopaedic Surgery, Medical College of Wisconsin, Milwaukee, WI, USA

Geert J. Streekstra, PhD Department of Radiology, Academic Medical Center, University of Amsterdam, Amsterdam, The Netherlands

Klaus Strobel, MD, PhD LA Nuklearmedizin/Radiologie, Luzerner Kantonsspital, Luzern, Switzerland

Martin Sullivan, MBBS(Hons), FRACS, FAOrthA Department of Orthopaedic Surgery, St Vincent's Clinic, Sydney, NSW, Australia

Masato Takao, MD, DMSc Department of Orthopaedic Surgery, Teikyo University School of Medicine, Tokyo, Japan

Hajo Thermann, MD, PhD ATOS Clinic, Center for Hip, Knee and Foot Surgery, Sport Surgery, Heidelberg, Germany

Victor Valderrabano, MD, PhD Orthopaedic Department, University Hospital of Basel, Basel, Switzerland

Christiaan J. A. van Bergen, MD, PhD Orthopaedic Research Centre Amsterdam, Department of Orthopaedic Surgery, Academic Medical Center, University of Amsterdam, Amsterdam, The Netherlands

C. Niek van Dijk, MD, PhD Department of Orthopaedic Surgery and Traumatology, Academic Medical Center, University of Amsterdam, Amsterdam, The Netherlands

Inge C.M. van Eekeren, MD, PhD Orthopaedic Research Centre Amsterdam, Department of Orthopaedic Surgery, Academic Medical Center, University of Amsterdam, Amsterdam, The Netherlands

Francesca Vannini, MD, PhD First Clinic of Orthopaedics and Traumatology, Rizzoli Orthopaedic Institute, University of Bologna, Bologna, Italy

Patrick Vavken, MD Orthopaedic Department, University Hospital of Basel, Basel, Switzerland

Scott R. Whitlow, MD Department of Orthopaedics, University of California, Sacramento, CA, USA

Martin Wiewiorski, MD Orthopaedic Department, University Hospital of Basel, Basel, Switzerland

Hang Seob Yoon, MD Department of Orthopaedic Surgery, Seoul Wooridul Hospital, Seoul, South Korea

Maartje Zengerink, MD, PhD Department of Orthopaedic Surgery, Orthopaedic Research Centre Amsterdam, Academic Medical Center, University of Amsterdam, Amsterdam, The Netherlands

译者前言

传统的足踝外科和手足外科主要关注足踝部的骨折、脱位等创伤性疾病和骨关节畸形类的疾病，而足踝运动损伤的诊治与临床研究在国内起步较晚，是相对空白的领域。距骨骨软骨损伤是常见的足踝运动性伤病，虽然绝大多数病例早期不会造成严重的踝关节疼痛和关节功能障碍，但常常严重影响患者的运动能力，大大降低了他们的生活质量。门诊工作中我们经常会遇到一些漏诊、误诊和治疗不当的距骨骨软骨损伤病例，给患者和医生都造成了很大的困扰。

CN van Dijk 教授与 JG Kennedy 教授分别是欧洲与美国足踝运动损伤领域的领军人物，他们与 ESSKA-AFAS 的众多专家精心编写了关于距骨骨软骨损伤的这本专著。与普通的教科书或手术技术图谱完全不同，此书在疾病的精准诊断、术前计划、最佳治疗方法以及个性化康复方案等方面，以循证证据为基础，旁征博引，详细阐述了疾病的诊治原则、技术要点以及该领域的新进展和仍存争议的问题，完全可以作为临床诊治指南指导医生进行临床工作。

在本书的翻译过程中，我们不仅得到了国内足踝外科运动损伤领域众多学者的帮助与付出，也得到了多位影像科和康复科专家的大力协助，在此表示衷心的感谢！

此专著的翻译亦得到了国家自然科学基金项目（81672153）、科技部重点研发项目（2018YFF0301100）与首都市民健康培育项目（Z161100000116072）的支持。

胡跃林　郭秦炜

北京大学第三医院运动医学研究所

原著前言

本书是 ESSKA-AFAS 出版的第一本关于距骨骨软骨损伤的专著，汇集了 ESSKA-AFAS 第一届国际软骨修复年会与会专家的临床实践经验和科研成果。

ESSKA（European Society of Sports Traumatology, Knee Surgery and Arthroscopy）即欧洲运动创伤 - 膝关节外科 - 关节镜学会，AFAS（Ankle and Foot Association）是其下设的足踝外科专业学组。

ESSKA-AFAS 是欧洲足踝伤病和关节镜微创外科领域的学术交流平台，汇聚了该领域的顶级专家，旨在推广临床新技术和新发现、加强科研合作、规范行业标准，从而为足踝运动损伤的患者提供最好的医疗服务。

今后 ESSKA-AFAS 还将继续为该领域的学术交流和进一步发展做出贡献。如果你对 ESSKA 及其各学组的活动感兴趣，可访问 www.esska.org 了解更多会员信息。

最后，感谢 Arthur J. Kievit（编写协调员）和 Christopher D. Murawski 对本书编著工作的支持与帮助。

C. Niek van Dijk

John G. Kennedy

引　言

我们很荣幸为您介绍 ESSKA-AFAS 关于距骨骨软骨损伤的第一本专著。

本书涵盖了近年来距骨骨软骨损伤领域的研究热点，包括精准诊断、术前计划、最佳治疗方法以及个性化康复方案，重点突出诊断和康复。同时以现有最佳循证证据为基础，探讨该领域的技术难点和操作指南。

距骨骨软骨损伤常见于年轻的运动人群，及时的干预治疗非常重要。

单纯体格检查不足以诊断距骨骨软骨损伤，需要结合影像学辅助检查，如常规 X 线片、CT、MRI、PET-CT 等。不同的手术方式需要进行不同的影像学检查以辅助决策。

治疗方式的选择通常取决于损伤的部位及损伤的大小。手术治疗包括切开手术或关节镜手术，必要时可结合截骨术或韧带切断翻转，充分暴露视野。目前手术方式主要包括骨髓刺激术、原位固定、逆行钻孔、自体软骨细胞移植等。巨大损伤可进行自体骨软骨移植、异体骨软骨移植或 HemiCap 植入物。促进组织愈合的骨科生物材料在不同手术中发挥着越来越重要的作用。同时，必要时需结合截骨矫正术。

如何更好地优化距骨骨软骨损伤术后康复仍然存在很大的挑战。近年来在快速康复方面取得了明显进步。本书将根据不同的手术方式提供有针对性的术后康复方案。

本书由足踝外科领域的顶级专家编著，是参编者基于目前最佳循证证据的临床经验总结，详细介绍了距骨骨软骨损伤的诊断、术前计划、治疗和康复方案，旨在为读者诊治距骨骨软骨损伤提供一本临床操作指南。

C. Niek van Dijk

John G. Kennedy

目 录

第 1 章 旋后伤导致的距骨骨软骨损伤的诊断

要点

- CT 扫描和 MRI 检查在诊断距骨骨软骨损伤方面的准确率相当，CT 尚可用于手术计划的制订
- 目前新推出的影像学检查技术包括 SPECT-CT 和 dGEMRIC
- 关节镜下探查是评估病变最佳的检查手段

1.1 引言

旋后伤是足踝部最常见的损伤。最近研究表明，踝关节骨软骨损伤（osteochondral lesion, OCL）是踝关节扭伤后的常见损伤[22]。Berndt 和 Harty 对踝关节旋后损伤致距骨穹窿 OCL 的机制进行了报道，他们认为距骨穹窿 OCL 有两个好发部位：外侧和内侧[3]，踝关节内翻及背伸易导致距骨穹窿外侧 OCL，而距骨穹窿内侧损伤通常发生于踝关节处于内翻及跖屈位时[3]。据报道，57% 的距骨穹窿 OCL 发生于内侧，43% 位于外侧[3]。

临床症状及体格检查是正确诊断踝关节骨软骨损伤的基础。但由于患者的临床症状可能不典型，因此如怀疑 OCL 应常规行影像学检查。常规 X 线摄片是长期以来首选的影像学检查手段，但由于其无法有效显示病变特点及部位，因此还应该进行 CT 或 MRI 检查[17]。最近 MRI 检查关节软骨损伤方面的技术已有了显著的进步，并已建立了多个基于 MRI 检查结果的距骨 OCL 分级系统[11, 15, 21]。尽管如此，CT 扫描仍然是诊断距骨 OCL 的最佳影像学检查手段。CT 检查不仅在诊断 OCL 方面有效，还可对治疗方法的选择提供指导。

1.2 病史

距骨 OCL 的典型病史为旋后或旋前外伤史；此外，足外翻及平足畸形为损伤的易感因素。如患者踝关节扭伤后 3 ~ 4 周存在持续的疼痛、血肿及肿胀表现，应考虑是否存在距骨骨软骨或软骨损伤。

1.3 临床评估

由于旋后伤所致的严重疼痛，急性期做出踝关节 OCL 的临床诊断往往较为困难。但如果患者在急性旋后伤给予治疗后仍存在踝关节深部钝痛、肿胀、屈伸活动受限、交锁或局部摩擦音，应考虑存在 OCL。如前所述，距骨穹窿外侧及内侧为 OCL 的好发部位，距骨穹窿内侧病变多偏向于后部，而外侧病变多偏向于前部[3]。因此，在行压痛检查时如怀疑距骨穹窿内侧病变应将踝关节置于完全跖屈位，如怀疑外侧病变则应将踝

关节置于轻度跖屈位。

外伤 1 周或 2 周后如仍存在踝关节内侧或外侧关节间隙深部剧痛，则应考虑除韧带损伤以外是否合并骨软骨损伤。正因为此，对上述患者（对于运动员更是如此）应进一步行 CT 或 MRI 检查。

1.4 影像学检查

如前所述，由于 OCL 缺乏特异性的临床表现，需行常规影像学检查如 X 线摄片检查辅以 CT 和（或）MRI 检查以明确诊断。

1.4.1 X 线检查 (图 1.1a-2)

如考虑踝关节 OCL，应首先行前后位、侧位和踝穴位 X 线摄片检查[17]。Berndt 和 Harty 根据 X 线表现将踝关节 OCL 严重程度分为 4 级：Ⅰ 级表现为小的压缩骨折；Ⅱ级表现为不完全性骨软骨切线骨折；Ⅲ级表现为完全骨软骨切线骨折，但无骨折片移位；Ⅳ 级表现为骨折片移位。此分级系统为其他影像学评估系统的基础[3]。但如仅以 X 线摄片检查作为诊断手段，大约有 50% 的踝关节 OCL 会被漏诊[13]。由于对关节软骨及软骨下骨显示不良，仅仅依赖 X 线检查诊断踝关节 OCL 往往是不够的。

1.4.2 CT 检查 (图 1.1a-1、3，图 1.1b-1、2)

CT 检查可详细显示病变大小、形状及骨折片移位程度，尤其对软骨下病变（囊肿）的评估更有效[7]。因此，有学者提出了以 CT 表现为基础的分级系统。此分级系统包括：Ⅰ 级：距骨穹窿内囊性病变伴顶部完整；Ⅱ A 级：囊性病变与距骨穹窿表面相

通；Ⅱ B 级：与关节面相通的损伤，上表面骨软骨碎片无移位；Ⅲ 级：无移位病变伴局部透亮；Ⅳ 级：骨软骨碎片移位[8]。与 MRI 相比，CT 检查的缺点在于无法对关节软骨进行有效评估[17]。为克服此缺点，最近已有 CT 关节造影技术及多平面重建螺旋 CT 扫描技术推出。有研究对 MR 关节造影技术和 CT 关节造影技术评估踝关节软骨损伤进行了对比，结果表明 CT 关节造影技术在观察者间差异和发现关节软骨损伤方面优于 MR 关节造影技术[20]。此外，还有研究认为 MRI 在明确或鉴别踝关节 OCL 方面的诊断价值与高分辨率螺旋 CT 相比并不占优势[23]。单光子发射计算机断层扫描（single- photon emission computed tomography-CT，SPECT-CT，一种结合 3D 核素骨扫描及 CT 扫描的影像学检查技术）是最近推出的一种新型的骨科影像学检查技术[12, 14]，SPECT-CT 可结合 CT 扫描显示检查部位解剖结构及成骨活性闪烁影像，其诊断踝关节 OCL 的有效性在以往文献中已有报道[12, 14]。有研究对比 SPECT-CT 与 MRI 在诊断踝关节 OCL 及治疗决策制定方面的价值[12]。该研究中对踝关节 OCL 患者行 MRI 和（或）SPECT-CT 检查，结果表明 SPECT-CT 检查可提供更多的与治疗决策制定相关的信息，因此作者建议在 OCL 诊断评估过程中应同时行 MRI 和 SPECT-CT 检查[12]。另一项关于 SPECT-CT 有效性的研究结果表明，其优点在于能够发现活动性病变，尤其是在多部位损伤或需要进行翻修手术的病例[14]。

1.4.3 MRI 检查 (图 1.2a、b 和图 1.3a)

有学者建议将 MRI 作为距骨骨软骨损伤的无创性影像学检查手段[6, 19]。MRI 借助其多平面评估手段可显示关节软骨面及软骨下骨。有一些根据 MRI 对距骨骨软骨损伤

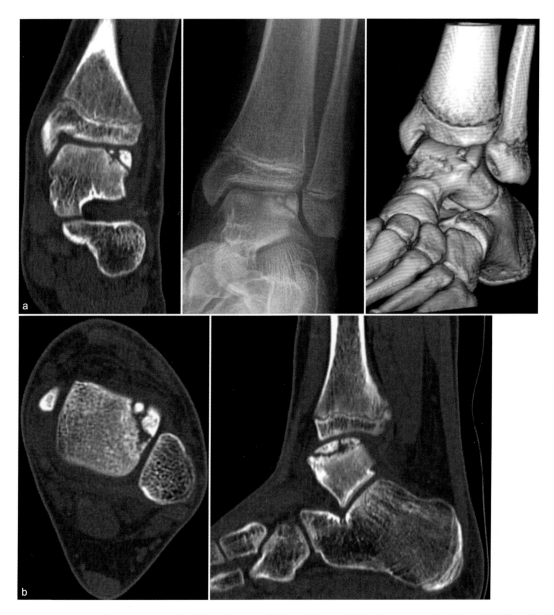

图 1.1 （a、b）外伤后 1 年行 X 线片检查及 CT 扫描检查诊断为骨软骨骨折。（a）冠状位扫描影像；前后位 X 线片影像；3D 重建影像。（b）横断面及矢状面扫描影像

进行分级的系统[11, 15, 21]，其中一种 MRI 分级方法是以 Berndt 和 Harty 的 4 级 X 线分级系统为基础[11]；另外一种是以关节镜下探查所见为基础的分级系统[15]。MRI T_2 加权像可良好显示关节软骨及软骨下骨情况。在骨折块与距骨穹窿连接部位之间出现高信号区为骨折块不稳定的表现[4]。3.0 T MRI 对多

器官系统的显像更为优化，目前已经在临床上作为一种影像学诊断手段得以应用。这些高分辨率影像学检查对于诊断软骨层较薄的踝关节软骨损伤更加有效[1, 24]。目前已有学者对人新鲜尸体标本 3.0 T MRI 的图像质量及其对软骨、韧带和肌腱病变的显示效果进行了评估，并与 1.5 T MRI 进行了对比。结

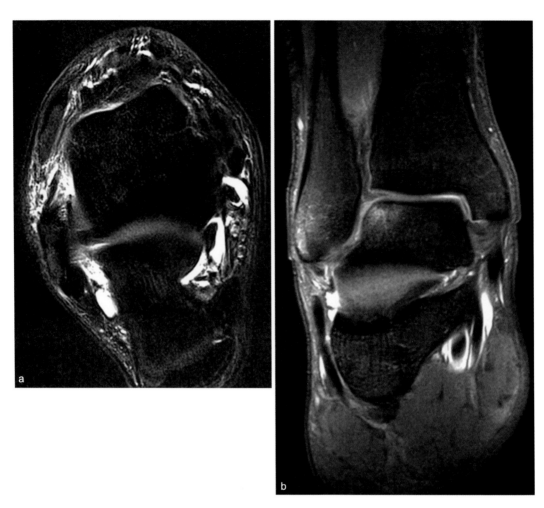

图 1.2 （a、b）专业足球运动员踝关节扭伤，MRI 检查示下胫腓联合韧带撕裂伴距骨外侧穹窿水肿

果表明与 1.5 T 相比，3.0 T 的图像质量更好（$P < 0.05$）[11]；另外，该研究强调了 3.0 T MRI 在评估软骨病变方面的有效性，但由于 3.0 T 扫描的高敏感性，可能会夸大距骨软骨下骨损伤的严重程度，因此需要根据多种影像学检查结果制订治疗方案 [7, 17]。

尽管 MRI 对于诊断存在形态异常的软骨损伤是有效的，但无法发现无形态改变的软骨退变。最近推出的一些新技术可对退变软骨的结构和组成变化进行量化分析，这些技术有望被应用于踝关节 OCL 的诊断 [2, 16]。目前认为软骨延迟钆增强磁共振成像（delayed gadolinium-enhanced magnetic resonance imaging of cartilage，dGEMRIC）技术可特异性反映软骨内糖胺聚糖（GAG）含量情况，后者在软骨退变时通常会减少 [2]。此技术是经静脉注射带负电荷的二乙三胺五乙酸钆（Gd-DTPA^{2-}），后者在体内的分布与带负电荷的 GAG 相反，因此 GAG 含量的不同将出现 T_1 像的改变 [2]。有研究将 dGEMRIC 用于评估厚度较薄的踝关节软骨，此技术已被用于自体软骨细胞移植术后评估 [5]。此外，T_2 定量成像可对关节软骨胶原排列及水分变化进行评估 [16]。正常

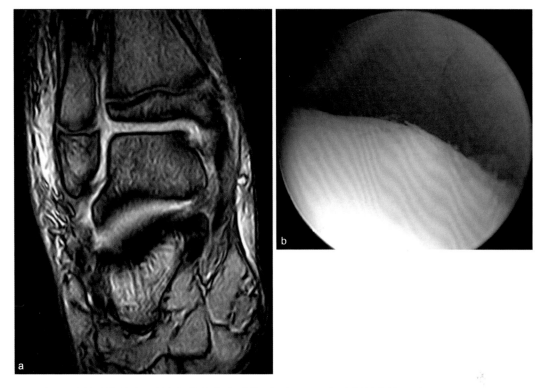

图 1.3 （a、b）旋后伤导致距骨内侧软骨小片剥脱。（a）MRI；（b）踝关节镜下所见

关节软骨胶原排列紧密、规则且水分含量稳定；如关节软骨退行性变进展，则其胶原排列不规则且水分增多，这些导致在 T$_2$ 像出现较正常关节软骨信号增高的改变[16]。上述特点可用于发现早期关节软骨退行性变并对软骨退变进行量化评估[16]。作为一种临床评估手段，T$_2$ 定量成像目前已被用于踝关节 OCL 自体软骨细胞移植术后评估[10]。对这些踝关节 OCL 诊断新技术的研究将进一步深化。

1.5　关节镜探查（图 1.3b 和图 1.4a、b）

关节镜探查可直接观察到关节软骨损伤，因此是最为有效的诊断及分级方法[18]。即使是无法在直视下确认软骨损伤，也可在镜下使用探钩探查关节表面是否存在软化

和（或）裂隙以明确诊断。探钩探查不仅可以明确 OCL 诊断，还可以对损伤范围及软骨块的稳定性进行评估。van Dijk 等的前瞻性研究结果表明，与 MRI 和 CT 扫描相比，关节镜探查诊断距骨骨软骨损伤的准确性更高[23]。镜下分级与临床结果之间存在明显相关性，而 X 线检查、CT 扫描或 MRI 分级与临床结果之间则无明显相关性[9]。通常在关节镜探查的同时进行相关手术处理，如软骨块切除、清理、微骨折及基质诱导的自体软骨细胞移植术。

总结

尽管临床表现对于诊断踝关节 OCL 是重要的，但往往还需要影像学表现支持。X 线摄片检查简单、费用低，虽然其诊断价

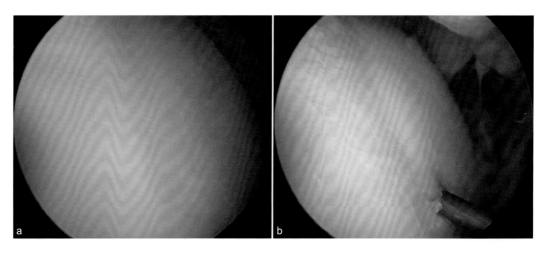

图 1.4　因运动时疼痛 14 个月行踝关节镜探查。（a）探钩探查见软骨表面稳定；（b）局部 PRP（ACP）注射以促进软骨下病变愈合

值有限，目前仍是首选的检查手段。对疑似患者应行更进一步的影像学检查如 CT 和（或）MRI 检查，CT 检查可显示 OCL 软骨下病变特点，因此对于合并软骨下骨囊肿病变的诊断尤其有效。另外，CT 扫描可用于术前手术决策的制定。一些研究对 CT 改进技术如多平面重建螺旋 CT 和 SPECT-CT 进行了报道。MRI 可对关节软骨进行评估，是最常用的踝关节 OCL 影像学诊断方法。目前临床上已有一些新开展的 MRI 检查技术，例如 dGEMRIC、T_2 定量成像，可对关节软骨退变进行量化评估。目前尚未确定诊断踝关节 OCL 的影像学"金标准"。对某些特殊病例有必要结合 CT 和 MRI 检查结果进行评估。关节镜探查为有创检查手段，但可对病变程度及软骨块的稳定程度进行有效评估。

（原著者：Wataru Miyamoto, Masato Takao, Hajo Thermann）

参考文献

1. Barr C, Bauer JS, Malfair D, Ma B, Henning TD, Steinbach L, Link TM. MR imaging of the ankle at 3 Tesla and 1.5 Tesla: protocol optimization and application to cartilage, ligament and tendon pathology in cadaver specimens. Eur Radiol. 2007;17:1518–28.

2. Bashir A, Gray ML, Hartke J, Burstein D. Nondestructive imaging of human cartilage glycosaminoglycan concentration by MRI. Magn Reson Med. 1999;41:857–65.

3. Berndt AL, Harty M. Transchondral fractures (osteochondritis dissecans) of the talus. J Bone Joint Surg Am. 1959;41:988–1020.

4. De Smet AA, Fisher DR, Burnstein MI, Graf BK, Lange RH. Value of MR imaging in staging osteochondral lesions of the talus (osteochondritis dissecans): results in 14 patients. Am J Radiol. 1990;154:555–8.

5. Domayer SE, Trattnig S, Stelzeneder D, Hirschfeld C, Quirbach S, Dorotka R, Nehrer S, Pinker K, Chan J, Mamisch TC, Dominkus M, Welsch GH. Delayed gadolinium-enhanced MRI of cartilage in the ankle at 3 T: feasibility and preliminary results after matrix-associated autologous chondrocyte implantation. J Magn Reson Imaging. 2010;31:732–9.

6. Dunfee WR, Dalinka MK, Kneeland JB. Imaging of athletic injuries to the ankle and foot. Radiol Clin North Am. 2002;40:289–312.

7. Easley ME, Latt LD, Santangelo JR, Merian-Genast M, Nunley II JA. Osteochondral lesions of the talus. J Am Acad Orthop Surg. 2010;18:616–29.

8. Ferkel RD, Sgaglione NA, Del Pizzo W. Arthroscopic treatment of osteochondral lesions of the talus: technique and results. Orthop Trans. 1990;14:172–3.

9. Ferkel RD, Zanotti RM, Komenda GA, Sgaglione NA, Cheng MS, Applegate GR, Dopirak RM. Arthroscopic treatment of chronic osteochondral lesions of the talus: long-term results. Am J Sports Med. 2008;36:1750–62.

10. Giannini S, Battaglia M, Buda R, Cavallo M, Ruffilli A, Vannini F. Surgical treatment of osteochondral lesions of the talus by open-field autologous chondrocyte implantation: a 10-year follow-up clinical and magnetic resonance imaging T2-mapping evaluation. Am J Sports Med. 2009;37 Suppl 1:112S–8.

11. Hepple S, Winson IG, Glew D. Osteochondral lesions of the talus: a revised classification. Foot Ankle Int. 1999;20:789–93.

12. Leumann A, Valderrabano V, Plaass C, Rasch H, Studler U, Hintermann B, Pagenstert GI. A novel imaging method for osteochondral lesions of the talus- comparison of SPECT-CT with MRI. Am J Sports Med. 2011;39:1095–101.

13. Loomer R, Fischer C, Llpyd-Smith R, Sisler J, Cooner T. Osteochondral lesions of the talus. Am J Sports Med. 1993;21:13–9.

14. Meftah M, Katchis SD, Scharf SC, Mintz DN, Klein DA, Weiner LS. SPECT/CT in the management of osteochondral lesions of the talus. Foot Ankle Int. 2011;32:233–8.

15. Mintz DN, Tashjian GS, Connell DA, Deland JT, O'Malley M, Potter HG. Osteochondral lesions of the talus: a new magnetic resonance grading system with arthroscopic correlation. Arthroscopy. 2003;19: 353–9.

16. Nieminen MT, Rieppo J, Töyräs J, Hakumäki JM, Silvennoinen J, Hyttinen MM, Helminen HJ, Jurvelin JS. T2 relaxation reveals spatial collagen architecture in articular cartilage: a comparative quantitative MRI and polarized light microscopic study. Magn Reson Med. 2001;46:487–93.

17. O'Loughlin PF, Heyworth BE, Kennedy JG. Current concepts in the diagnosis and treatment of osteochondral lesions of the ankle. Am J Sports Med. 2010;38:392–404.

18. Pritsch M, Horoshovski H, Farine I. Arthroscopic treatment of osteochondral lesions of the talus. J Bone Joint Surg Am. 1986;68:862–5.

19. Sanders RK, Crim JR. Osteochondral injuries. Semin Ultrasound CT MR. 2001;22:352–70.

20. Schmid MR, Pfirrmann CWA, Hodler J, Vienne P, Zanetti M. Cartilage lesions in the ankle joint: comparison of MR arthrography and CT arthrography. Skeletal Radiol. 2003;32:259–65.

21. Taranow WS, Bisignani GA, Towers JD, Conti SF. Retrograde drilling of osteochondral lesions of the medial talar dome. Foot Ankle Int. 1999;20:474–80.

22. Van Buecken K, Barrack RL, Alexander AH, Ertl JP. Arthroscopic treatment of transchondral talar dome fractures. Am J Sports Med. 1989;17:350–6.

23. Verhagen RAW, Maas M, Dijkgraaf MGW, Tol JL, Krips R, van Dijk CN. Prospective study on diagnostic strategies in osteochondral lesions of the talus: is MRI superior to helical CT? J Bone Joint Surg Br. 2005;87:41–6.

24. Welsch GH, Mamisch TC, Weber M, Horger W, Bohndorf K, Trattnig S. High-resolution morphological and biochemical imaging of articular cartilage of the ankle joint at 3.0 T using a new dedicated phased array coil: in vivo reproducibility study. Skeletal Radiol. 2008;37:519–26.

第 2 章　踝关节骨折后关节镜探查

要点

- 目前学者一致认为，与踝关节骨折相关的关节内损伤发病率高
- 上述关节内损伤在急性踝关节外伤时往往被忽略，导致患者出现慢性踝关节疼痛症状
- 尽管目前的数据并不支持对急性踝关节外伤患者常规行关节镜探查，但其已成为防止患者出现慢性症状的重要辅助处理手段

2.1　引言

踝关节骨折是常见的下肢损伤之一。在处理此类骨折损伤时，目前的治疗原则是使用牢固的器械固定以恢复踝关节和踝穴的解剖结构，并进行早期活动以改善功能 [2, 11, 31]。但一些关于踝关节骨折的研究结果表明，尽管术后恢复了踝关节和踝穴的解剖结构，临床疗效仍可能较差，患者存在慢性疼痛、关节纤维粘连、反复肿胀及关节不稳定感等症状 [4, 8]。一些患者虽然关节面解剖结构已经恢复，但行术后 X 线检查可见创伤后退行性关节炎表现，尽管对其原因目前仍不清楚，但有很多学者认为，关节软骨隐匿性损伤或关节软骨面未达到解剖复位是患者出现进行性踝关节退行性变的原因 [1, 6, 10, 14, 15, 20, 21, 23]。

在 20 世纪后半叶，我们对踝关节关节镜下解剖有了更进一步的认识。随着手术器械及手术技术的不断改进，以往需行切开显露的踝关节术式已可通过关节镜下微创手术完成。踝关节镜手术的主要适应证为：软组织撞击症、踝关节前方骨性撞击症、踝关节退行性变及距骨骨软骨损伤 [27]。学者建议对踝关节骨折行确定性治疗时行踝关节镜探查以明确关节内合并损伤并给予相应处理，以降低严重踝关节骨折内固定术后出现慢性症状的概率 [1, 10, 14, 15, 20, 21]。

尽管有很多相关的临床研究，目前仍不清楚踝关节骨折合并关节内损伤的发病率及其适宜的处理方法。本章将对急性踝关节骨折时关节内损伤的发病率和损伤程度进行回顾和分析，对踝关节骨折手术合并处理关节内损伤进行讨论，以便从中总结出目前最适宜的此类损伤处理方法的证据。

2.2　踝关节骨折合并关节软骨损伤的发生率

现有文献报道踝关节骨折合并关节软骨损伤的发病率差异很大。由于不同文献的筛选标准存在差异、分级体系各不相同、缺乏对照组、术后随访时限不同且对这些文献没有一个统一的评估标准，因此我们无法对此进行有效的评估和对比。总的来说，这些研究文献认为急性踝关节骨折合

并关节软骨损伤的发病率在 17% ~ 79.2% 之间 [1, 6, 13-15, 20]。

1991 年，Lantz 等 [13] 对 63 例踝关节骨折手术复位患者的术中探查结果进行回顾性研究后发现，其中 31 例存在距骨穹窿 "软骨损伤"，其中仅 1 例为全层关节软骨损伤伴软骨下骨外露，其他为不同受累深度的关节软骨损伤。但该研究中所有样本行关节切开直视显露距骨穹窿，并非行关节镜探查，因此可能对距骨关节面的显露并不彻底。

2000 年，Hintermann 等 [10] 对一组 288 例急性踝关节骨折患者进行前瞻性研究，结果表明，经踝关节镜探查，79.2% 的患者合并踝关节软骨损伤，距骨最常受累（69.4%），其次为胫骨远端（45.8%）、腓骨远端（45.1%）及内踝（41.3%）。该研究中关节软骨损伤（79.2%）的发生率明显高于以往文献报道，作者认为此数据差异的原因是其将包括距骨、胫骨远端、腓骨和内踝在内的所有关节软骨损伤均纳入了病变组。根据 AO-Danis-Weber 踝关节骨折分级系统，从 B 型到 C 型，骨折程度越重，关节软骨损伤的发生率及严重程度也越高 [19]。作者强调，踝关节镜探查对于明确诊断急性踝关节骨折合并的关节软骨损伤是有效的。

2002 年，Loren 和 Ferkel[15] 回顾分析了 48 例急性踝关节不稳行踝关节镜探查和骨折切开复位内固定的患者。48 例中有 30 例（63%）为创伤性关节软骨损伤，包括软骨缺损及直径大于 5mm 的骨软骨损伤，其中 11 例损伤位于胫骨，19 例位于距骨。与 Hintermann 的研究结果相似，作者发现从 Danis-Weber B 型（41.7%）到 Danis-Weber C 型（72.7%），损伤程度越重，创伤性软骨损伤的发病率越高。

最近，Leontaritis 等 [14] 对急性踝关节骨折严重程度与镜下探查关节内软骨损伤例数的相关性进行了分析，结果表明，骨折严重程度与软骨损伤例数增多存在相关性。

急性踝关节骨折合并关节软骨损伤的诊断目前仍较困难。由于缺乏相关的循证医学研究文献，目前学者仍不建议将踝关节镜探查作为踝关节骨折的常规处理手段。尽管目前已有很多的文献研究证据表明需行切开复位内固定的踝关节骨折合并关节软骨损伤的发生率较高，并证实了关节镜技术在其诊断及治疗方面的价值，但目前尚无关节镜下处理此类病变对患者短期或长期临床疗效影响的有效证据。

Glazebrook 等对 2008 年 8 月前发表的 92 篇踝关节镜研究文献进行了回顾研究 [9]，根据研究类型采用 Wright 等的评定标准对每篇文献进行 Ⅰ ~ Ⅳ 级证据水平分级 [30]。同时将各种处理方法的推荐水平分为：A 级（可靠证据）、B 级（充分证据）、C 级（低质量证据）和 I 级（证据不足或存在争议因此不推荐或不建议）。其研究中关于急性踝关节骨折关节镜治疗有两个 I 级证据研究和两个 Ⅳ 级证据研究，作者基于其文献研究结果建议急性踝关节骨折行关节镜处理为 I 级推荐（不推荐或不建议）。

2.3　踝关节骨折手术同时对关节软骨损伤的处理

距骨骨软骨损伤行非手术治疗及手术治疗的指征目前仍有争议，关于距骨骨软骨损伤手术治疗的文献报道中仍存在矛盾。骨软骨损伤最好行手术治疗的观点最早由 Berndt 和 Harty 于 1959 年提出 [5]，其回顾了相关文献并结合自己的临床经验，发现非手术治疗后效果差的患者比例较高，而与之相比行手术治疗的患者 84% 效果良好。另有研究结果表明，踝关节骨折在初次治疗时发现合并距骨穹窿损伤的患者预后结果欠佳 [13]。

急性骨软骨骨折的手术处理方法包括：对分离的骨软骨损伤给予内固定，指征是关节软骨无损伤且软骨下骨足够支撑内固定物；或骨软骨块切除后使用刮匙修整、磨挫或微骨折方法刺激基底部位。可在踝关节骨折固定之前行踝关节切开或在关节镜下完成上述操作。

距骨骨软骨损伤行关节镜下清理、病变刮除和钻孔处理安全且有效，踝关节镜技术是对需行复位及内固定处理的踝关节骨折伴发急性骨软骨损伤的有效辅助处理方法。尽管目前关于慢性骨软骨损伤镜下处理的临床效果的报道已有很多，关于急性骨软骨损伤行镜下处理临床效果的相关文献仍较少。

Thordarson 等[25]在一项 19 例踝关节骨折患者的前瞻性随机临床试验中对切开复位内固定同时行踝关节镜处理与不行踝关节镜处理的患者进行比较，发现尽管 9 例行关节镜探查的患者中有 8 例存在距骨穹窿关节软骨损伤，但经平均 21 个月随访，两组在临床效果方面并无明显差异。

在一项对 153 例踝关节骨折患者的大样本随访研究中，Boraiah 等[6]对行切开复位内固定患者行踝关节镜处理并得出了与 Thordarson 相同的结论。尽管他们术中发现 26 例（17%）合并距骨穹窿骨软骨损伤，但并未给予相应处理；在各种不同类型的骨折中，无论伴或不伴骨软骨损伤，对患者的功能无明显影响。

Aktas 等[1]在最近的一项研究中对急性踝关节骨折伴软骨损伤患者行关节镜下清理及钻孔处理。结果表明，各种类型的踝关节骨折合并骨软骨损伤患者与无骨软骨损伤的患者在功能预后方面无明显差异，因此他们认为，踝关节骨折行手术修复时应考虑常规行镜下或切开探查距骨穹窿。

尽管以往也有针对骨软骨损伤行内固定处理的个案报道，但目前尚无相关大样本研究。内固定治疗的最好的适应证为急性大块骨软骨骨折的年轻患者。附着的软骨下骨块越大，关节软骨的质量越好，内固定成功

的概率也就越大。这些适于行切开复位内固定的急性距骨穹窿骨软骨损伤通常位于距骨前外侧面。内侧距骨骨软骨损伤多为慢性病变，其关节软骨和骨的质量较差，更适合给予病变清理及基底部位骨髓刺激处理。急性踝关节骨折伴骨软骨骨折可行切开或镜下内固定，可选择的内固定方式包括螺钉、克氏针和生物可吸收钉。螺钉固定时可能遇到的困难在于距骨穹窿病变可能位于后方，切开后无法有效显露病灶，螺钉置入较为困难。另外，螺钉固定需在病变愈合后二次手术取出内固定物。克氏针固定与螺钉固定相比并不牢固，无法对骨折端进行加压固定。但克氏针的优点在于可在镜下经皮自关节外置入。

采用生物可吸收钉内固定的方法最近已有报道，相比金属内固定物，其优点在于无需取出内固定物且吸收阶段可逐步实现骨的应力传导[12]。但是生物可吸收螺钉用于其他关节骨软骨损伤处理时存在一些严重的并发症[3, 7]，目前尚无足够证据表明上述并发症也可发生在处理距骨骨软骨损伤时。

目前尚无证据表明踝关节骨折合并关节软骨损伤时行关节镜下处理的有效性。如无进一步的随访研究，则无法判定踝关节骨折后早期行踝关节镜下相关处理是否会降低预后不良的概率。期待经过未来的大样本前瞻性长期随机随访研究能对此问题有更多的结论。

2.4　踝关节骨折后残留疼痛的镜下处理

踝关节骨折治疗的目的是为了恢复关节面的解剖形态并将其维持至骨折愈合，必要时需给予内固定。导致踝关节骨折后远期疗效不佳最重要的原因是关节面骨折不愈合[18]，其他还包括关节内畸形的出现，如合并关节面软骨及骨软骨缺损。局部骨赘、

内固定物刺激及软组织撞击可导致患者出现不适症状[24, 26]。引起不适症状的原因也可能是由于滑膜炎或创伤性关节炎所致。但踝关节骨折后残留疼痛的病因学及其治疗方法仍不十分清楚，目前关于踝关节骨折后疼痛的镜下治疗的英文文献仅涉及少数病例的报道[16, 24, 26, 28]。Van Dijk 等[28] 报道踝关节骨折后由于前方骨性或软组织撞击导致不适症状行关节镜治疗的患者中 76% 效果良好，如患者不适症状弥散且在行镜下处理时诊断不明确，则愈后良好率为 43%。

Thomas 等[24] 对 50 例行踝关节镜手术患者进行回顾性研究，以评估踝关节骨折后残留疼痛症状。结果表明其中 46 例存在踝关节滑膜炎，20 例存在关节纤维粘连，45 例（90%）患者存在距骨或胫骨软骨损伤。但其并未对骨折后局部不适症状的不同治疗方法及相关的踝关节镜下治疗的临床效果进行分析。

Utsugi 等[26] 等对一组 33 例踝关节骨折切开复位内固定的患者在行内固定取出术的同时进行关节镜探查，发现其中 33% 的患者存在关节软骨破坏，73% 的患者存在关节纤维粘连。踝关节骨折后功能受限患者行关节镜下纤维组织清理后 89% 的患者关节功能得以改善。

上述结果表明，踝关节镜在发现及处理踝关节骨折后各种伴随的关节内损伤引起的慢性疼痛方面具有一定的价值。

2.5　踝关节镜用于诊断下胫腓联合损伤

下胫腓联合损伤通常伴踝关节旋转骨折。典型的下胫腓联合撕裂常伴随下胫腓联合韧带水平以上腓骨骨折[15, 17]。由于下胫腓联合不稳定可能导致慢性踝关节不稳定[6]，医生需对其损伤的可能性有所认识。

不稳定的下胫腓联合损伤伴急性踝关节骨折的诊断需行术前 X 线检查及术中应力试验，有时行术中透视检查。镜下探查时给予踝关节旋转应力可利于显示下胫腓联合损伤。

与前后位及踝穴位 X 线摄片检查相比，关节镜在诊断下胫腓联合损伤方面的敏感性更高[22]。此外，存在不稳定性下胫腓联合损伤的患者合并距骨穹窿关节软骨损伤的概率较高，在镜下探查评估踝关节骨折情况时可对其进行一并处理[15]。

Ono 等的一项对 105 例踝关节骨折行手术内固定及镜下探查患者的研究结果表明，54 例（52.4%）镜下探查可见韧带损伤，其中单纯距腓前韧带损伤最为常见。

Hintermann 等[10] 报道踝关节周围韧带结构在镜下探查并不一定能够清楚显示，且这些韧带结构存在较大差异。距腓前韧带是最常能观察到的韧带结构，此韧带的损伤概率与踝关节骨折的严重程度相关。

目前关节镜探查可用于评估下胫腓联合损伤，但在对韧带稳定性的评估方面仍存在争议。有的正常人本身就存在一定程度的下胫腓联合结构松弛，目前仍无法确定此情况下多大程度为病变及如何测量其移位程度。尽管目前踝关节镜已更多地用于踝关节骨折的处理，但其在处理下胫腓联合损伤方面的效果仍有待确定。

2.6　关节镜操作技术

与常规踝关节镜技术相比，急性踝关节骨折行镜下操作时有一些特殊的注意事项。急性踝关节骨折常伴随踝关节肿胀，因此难以对正确入路的解剖标志进行准确定位。此外，应注意由于合并关节囊损伤而导致关节冲洗液充盈关节的同时过多渗入关节周围软组织。

患者仰卧于手术床，同侧髋关节和膝关节屈曲并使用有衬垫的腿架固定，大腿放置止血带并适度充气以减少术中出血，术中使用无创关节牵开装置牵拉踝关节。采用表皮切开后扩张技术建立常规前内侧、前外侧及后外侧入路可尽量减小浅表神经血管结构损伤，每个入路首先使用18号注射针头关节穿刺定位，确定操作器械可良好进入关节腔。首先建立前内侧入路，其紧靠胫骨前肌内侧缘，将2.7mm镜头置入前内侧入路后定位后外侧入路并使用18号穿刺针最终确定。将单套管置入后外侧入路并将其作为冲洗入路。前外侧入路的置入方法与前述方法相同，位于第三腓骨肌外侧。

关节冲洗管与关节镜液体泵相连并将泵的压力设为低值，为20~25mmHg；液体流量也设为低值，约0.5L/min。将镜头自前内侧通道移出后彻底灌洗清除关节内积血、血块和骨折碎片。在灌洗时应对泵压及流量予以调整以尽可能减小液体渗出的可能，在术中应经常观察小腿，确定无过度肿胀。

之后将镜头再次置入套管并使用刨刀继续清理关节内血块及积血，视野显露清楚后，使用探钩系统地探查所有关节软骨表面明确是否存在软骨或骨软骨损伤，小的软骨或骨软骨碎片使用游离体钳或刨刀清除（图2.1）。

如术中发现急性骨软骨损伤碎片，医生需根据具体情况行内固定或关节清理。总的来说，距骨前外侧急性骨软骨损伤通常病灶较大且骨质支撑足够，因此适宜行内固定治疗，对此类型损伤可经前外侧小切口行镜下内固定。如需行病变清除，则需使用游离体钳将骨软骨块取出，之后清理病变周缘关节软骨至附着良好、垂直的软骨周缘显露，之后运用刮勺、磨挫或微骨折等方法给予骨髓刺激。

Maisonneuve骨折行镜下处理时，应注意探查踝关节内侧沟，明确三角韧带是否撕裂及是否存在撕裂三角韧带纤维引起的撞击，后者不利于解剖复位。术中利用刨刀清理撕裂的韧带纤维，清理后可在镜下观察内侧解剖位置是否恢复。

如怀疑存在下胫腓联合损伤，应在镜下

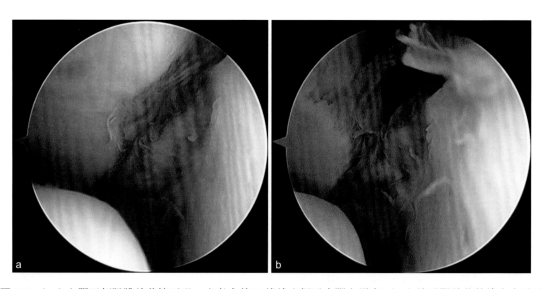

图2.1 （a）左踝远侧胫腓关节镜下观，患者术前X线检查提示内踝穴增宽；（b）给予踝关节外旋应力后见下胫腓联合增宽，此情况下需固定远侧胫腓关节，本例下胫腓联合螺钉固定

仔细观察远侧胫腓关节。给予踝关节外旋应力时注意是否出现胫腓关节异常活动，表现为外旋应力下见关节间隙增大，给予内旋应力后解剖位置恢复（图 2.2）。

在行镜下关节内骨折如内踝骨折或胫骨平台骨折内固定时，使用光滑克氏针暂时固定骨折端后可使用 X 线透视观察固定效果。

利用镜下定位器将关节面软骨解剖复位后再用克氏针固定较大的骨折块，确认位置良好后使用空心螺钉固定骨折端。

此种关节镜下辅助内固定方法适用于局部软组织损伤严重而无法行切开复位内固定的患者，避免了组织不愈合及感染的风险（图 2.3）。

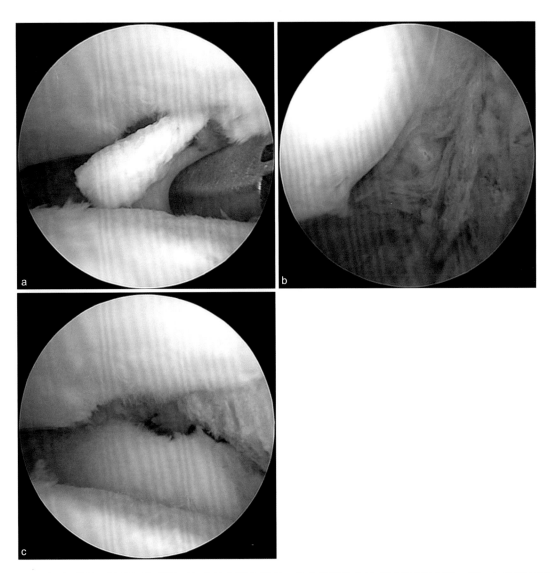

图 2.2 （a）腓骨远端骨折患者镜下探查见内踝穴增宽，此合并损伤在治疗过程中被漏诊 6 周，初次镜下探查仅见左踝骨软骨游离骨折片，使用游离体钳取出；（b）镜下探查内侧沟，清理血块及组织碎片后所见，内踝位于视野外侧，三角韧带位于视野下方；（c）镜下观：清理局部血块及组织碎片后可见位于关节面水平的外踝骨折，外踝钢板螺钉固定后使用下胫腓联合固定螺钉固定远侧胫腓关节

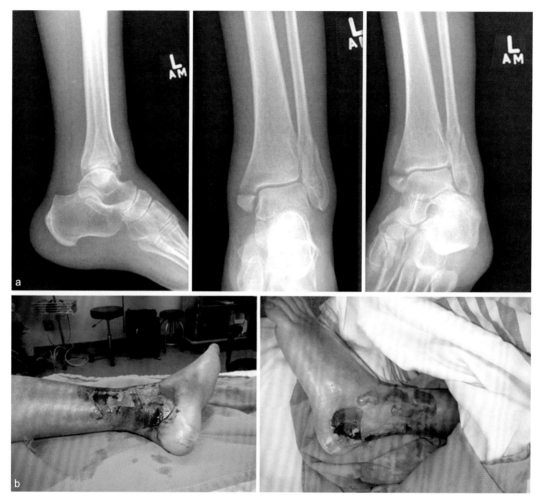

图 2.3 一位 65 岁女性双踝骨折伴严重软组织损伤患者，合并肥胖及糖尿病。（a）前后位、侧位及踝穴位
X 线片提示双踝骨折伴内踝骨折端移位及腓骨骨折轻度缩短及旋转移位；（b）图示患者小腿严重软组织损伤，
伴严重肿胀及骨折张力水泡，骨折伴严重软组织损伤且合并糖尿病，这些因素增加了术后感染及伤口不愈
合的风险，因此适于行微创镜下辅助治疗；（c）术中见左踝下胫腓联合损伤，腓骨位于视野右侧，胫骨位
于视野左上，距骨位于视野左下；（d）术中见后胫腓韧带损伤；（e）术中见内踝骨折移位；（f）急性内踝骨
折解剖复位后所见，使用光滑克氏针暂时固定骨折后透视见位置满意后，最终使用螺钉固定；（g、h）内踝
骨折螺钉固定、外踝骨折经皮髓内针固定及下胫腓联合螺钉固定后 X 线摄片检查所见。患者骨折最终愈合，
无伤口并发症（本病例由 Dr. Alastair Younger 提供）

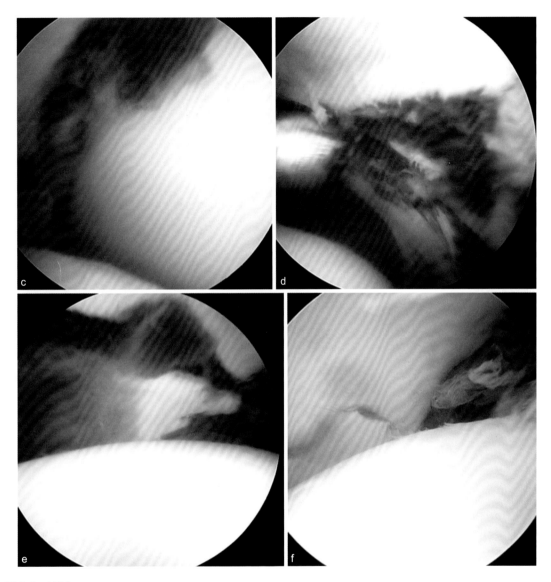

图 2.3 （续）

对踝关节骨折行非手术治疗或切开复位内固定治疗后慢性疼痛患者行镜下探查的方法与前述方法相似，由于此时患者无明显的水肿、骨折张力水泡以及急性肌肉、肌腱和关节囊损伤等软组织损伤表现，因此操作并不困难。术中采用常规的微创牵开及三入路踝关节显露技术。如患者存在明显的粘连导致关节屈伸活动受限，则视野显露可能较为困难，此时应小心置入镜头及刨刀，首先清理关节并建立操作空间，这样可降低关节软骨面损伤的风险，并防止在进一步清理关节时穿透前方关节囊，损伤前方神经血管结构。

总结

关节镜技术在诊断及处理急性踝关节骨折合并关节内损伤方面的价值越来越受到大

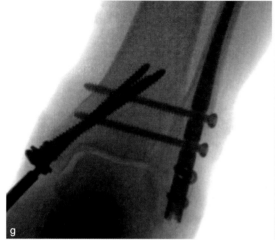

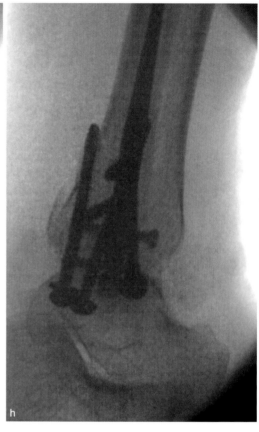

图 2.3 （续）

家的认同。对踝关节骨折合并关节内损伤的
正确认识有利于对患者预后进行更有效的评
估。踝关节骨折行切开复位内固定的同时行
镜下探查有利于对其合并的关节内易漏诊的
病变进行正确诊断和处理，从而降低了患者
出现术后早期并发症的风险，并可改善患者
的远期疗效。因为其具有很多潜在的优势且
手术风险很小，我们建议对急性踝关节骨折
可考虑行关节镜探查。

（原著者：James W. Stone, Jin Woo Lee, Hang Seob
Yoon, Woo Jin Choi）

参考文献

1. Aktas S, Kocaoglu B, Gereli A, Nalbantodlu U, Guven O. Incidence of chondral lesions of talar dome in ankle fracture types. Foot Ankle Int. 2008;29(3):287–92. PubMed PMID: 18348824. Epub 2008/03/20. eng.

2. Ali MS, McLaren CA, Rouholamin E, O'Connor BT. Ankle fractures in the elderly: nonoperative or operative treatment. J Orthop Trauma. 1987;1(4):275–80. PubMed PMID: 3146619. Epub 1987/01/01. eng.

3. Barfod G, Svendsen RN. Synovitis of the knee after intraarticular fracture fixation with Biofix. Report of two cases. Acta Orthop Scand. 1992;63(6):680–1. PubMed PMID: 1471523. Epub 1992/12/01. eng.

4. Beris AE, Kabbani KT, Xenakis TA, Mitsionis G, Soucacos PK, Soucacos PN. Surgical treatment of malleolar fractures. A review of 144 patients. Clin Orthop Relat Res. 1997;(341):90–8. PubMed PMID: 9269160. Epub 1997/08/01. eng.

5. Berndt AL, Harty M. Transchondral fractures (osteochondritis dissecans) of the talus. J Bone Joint Surg Am. 1959;41-A:988–1020. PubMed PMID: 13849029. Epub 1959/09/01. eng.

6. Boraiah S, Paul O, Parker RJ, Miller AN, Hentel KD, Lorich DG. Osteochondral lesions of talus associated with ankle fractures. Foot Ankle Int. 2009;30(6):481–5. PubMed PMID: 19486623. Epub 2009/06/03. eng.

7. Cahill BR. Osteochondritis dissecans of the knee: treatment of juvenile and adult forms. J Am Acad Orthop Surg. 1995;3(4):237–47. PubMed PMID: 10795030. Epub 1995/07/01. Eng.

8. Day GA, Swanson CE, Hulcombe BG. Operative treatment of ankle fractures: a minimum ten-year follow-up. Foot Ankle Int. 2001;22(2):102–6. PubMed PMID: 11249218. Epub 2001/03/16. eng.

9. Glazebrook MA, Ganapathy V, Bridge MA, Stone JW, Allard JP. Evidence-based indications for ankle arthroscopy. Arthroscopy. 2009;25(12):1478–90. PubMed PMID: 19962076.

10. Hintermann B, Regazzoni P, Lampert C, Stutz G, Gachter A. Arthroscopic findings in acute fractures of the ankle. J Bone Joint Surg Br. 2000;82(3):345–51. PubMed PMID: 10813167. Epub 2000/05/17. eng.

11. Hughes JL, Weber H, Willenegger H, Kuner EH. Evaluation of ankle fractures: non-operative and operative treatment. Clin Orthop Relat Res. 1979;(138):111–9. PubMed PMID: 445892. Epub 1979/01/01. eng.

12. Jani MM, Parker RD. Internal fixation devices for the treatment of unstable osteochondritis dissecans and chondral lesions. Oper Tech Sports Med. 2004;12(3):170–5. PubMed PMID: WOS:000226020600004. English.

13. Lantz BA, McAndrew M, Scioli M, Fitzrandolph RL. The effect of concomitant chondral injuries accompanying operatively reduced malleolar fractures. J Orthop Trauma. 1991;5(2):125–8. PubMed PMID: 1861185. Epub 1991/01/01. eng.

14. Leontaritis N, Hinojosa L, Panchbhavi VK. Arthroscopically detected intra-articular lesions associated with acute ankle fractures. J Bone Joint Surg Am. 2009;91(2):333–9. PubMed PMID: 19181977. Epub 2009/02/03. eng.

15. Loren GJ, Ferkel RD. Arthroscopic assessment of occult intra-articular injury in acute ankle fractures. Arthroscopy. 2002;18(4):412–21. PubMed PMID: 11951201. Epub 2002/04/16. eng.

16. Lui TH, Chan WK, Chan KB. The arthroscopic management of frozen ankle. Arthroscopy. 2006;22(3):283–6. PubMed PMID: 16517312. Epub 2006/03/07. eng.

17. Lui TH, Ip K, Chow HT. Comparison of radiologic and arthroscopic diagnoses of distal tibiofibular syndesmosis disruption in acute ankle fracture. Arthroscopy. 2005;21(11):1370. PubMed PMID: 16325090. Epub 2005/12/06. eng.

18. Milner SA, Davis TR, Muir KR, Greenwood DC, Doherty M. Long-term outcome after tibial shaft fracture: is malunion important? J Bone Joint Surg Am. 2002;84-A(6):971–80. PubMed PMID: 12063331. Epub 2002/06/14. eng.

19. Müller ME, Perren SM, Allgöwer M, Arbeitsgemeinschaft für O. Manual of internal fixation: techniques recommended by the AO-ASIF Group. 3rd ed. Berlin/New York: Springer; 1991.

20. Ono A, Nishikawa S, Nagao A, Irie T, Sasaki M, Kouno T. Arthroscopically assisted treatment of ankle fractures: arthroscopic findings and surgical outcomes. Arthroscopy. 2004;20(6):627–31. PubMed.

21. Stufkens SA, Knupp M, Horisberger M, Lampert C, Hintermann B. Cartilage lesions and the development of osteoarthritis after internal fixation of ankle fractures: a prospective study. J Bone Joint Surg Am. 2010;92(2):279–86. PubMed PMID: 20124053. Epub 2010/02/04. eng.

22. Takao M, Ochi M, Naito K, Iwata A, Kawasaki K, Tobita M, et al. Arthroscopic diagnosis of tibiofibular syndesmosis disruption. Arthroscopy. 2001;17(8):836–43. PubMed PMID: 11600981. Epub 2001/10/16. eng.

23. Takao M, Ochi M, Uchio Y, Naito K, Kono T, Oae K. Osteochondral lesions of the talar dome associated with trauma. Arthroscopy. 2003;19(10):1061–7. PubMed PMID: 14673447. Epub 2003/12/16. eng.

24. Thomas B, Yeo JM, Slater GL. Chronic pain after ankle fracture: an arthroscopic assessment case series. Foot Ankle Int. 2005;26(12):1012–6. PubMed PMID: 16390631. Epub 2006/01/05. eng.

25. Thordarson DB, Bains R, Shepherd LE. The role of ankle arthroscopy on the surgical management of ankle fractures. Foot Ankle Int. 2001;22(2):123–5. PubMed PMID: 11249221. Epub 2001/03/16. eng.

26. Utsugi K, Sakai H, Hiraoka H, Yashiki M, Mogi H. Intra-articular fibrous tissue formation following ankle fracture: the significance of arthroscopic debridement of fibrous tissue. Arthroscopy. 2007;23(1):89–93. PubMed PMID: 17210432. Epub 2007/01/11. eng.

27. van Dijk CN, Scholte D. Arthroscopy of the ankle joint. Arthroscopy. 1997;13(1):90–6. PubMed PMID: 9043610. Epub 1997/02/01. eng.

28. van Dijk CN, Verhagen RA, Tol JL. Arthroscopy for problems after ankle fracture. J Bone Joint Surg Br. 1997;79(2):280–4. PubMed PMID: 9119857. Epub 1997/03/01. eng.

29. Wright JG, Einhorn TA, Heckman JD. Grades of recommendation. J Bone Joint Surg Am. 2005;87(9):1909–10. PubMed PMID: 16140803.

30. Wright JG, Swiontkowski MF, Heckman JD. Introducing levels of evidence to the journal. J Bone Joint Surg Am. 2003;85-A(1):1–3. PubMed PMID: 12533564.

31. Yde J, Kristensen KD. Ankle fractures: supination-eversion fractures of stage IV. Primary and late results of operative and non-operative treatment. Acta Orthop Scand. 1980;51(6):981–90. PubMed PMID: 6782823. Epub 1980/12/01. eng.

第 3 章　距骨骨软骨损伤的 MRI 诊断

要点

- 目前有很多有价值的诊断距骨骨软骨损伤的影像学手段，MRI 由于可直接显示软骨和软组织病变而具有其独特的优势
- 对于早期病变和儿童患者，MRI 检查的价值在于既无辐射危害，又可评估软骨下骨的情况

3.1　引言

MRI 是目前临床上可直接显示踝关节软骨情况的影像学检查方法；相比其他影像学技术，MRI 还可直接显示骨髓、韧带和肌腱的病变情况。因此，MRI 是诊断和评估骨软骨损伤和剥脱性骨软骨炎的最佳影像学诊断方法。踝关节的关节软骨较薄，行 MRI 检查时对空间分辨率要求高且需要适宜的信噪比（signal-to-noise ratios, SNR），因此踝关节 MRI 检查的技术要求较高。随着最近 MRI 设备硬件的不断改进，扫描线圈设计、扫描序列及软骨显影技术也有了较大改进。这些改进，包括 3.0 T 高磁场扫描系统可提供更良好的空间分辨率及信噪比、更薄层的扫描影像和分辨率更高的扫描序列，从而可以更好地显示软骨损伤。

应该注意的是 MRI 检查也有其不足之处，即临床上尚无显示骨性结构和稳定性的标准扫描序列。此外，MRI 对骨软骨病变的活力及稳定性的评估是有限的。研究显示，在诊断有症状的骨软骨损伤时，CT 与 MRI 的准确性相近 [33]。

本章主要介绍骨软骨损伤的 MRI 诊断技术，讨论骨软骨损伤的 MRI 表现及分级系统、骨软骨损伤的鉴别诊断以及骨软骨损伤修复后的 MRI 表现。

3.2　踝关节 MRI 检查技术

如前所述，踝关节 MRI 检查要求较高，需优化扫描条件以直接显示骨软骨损伤。扫描显像应在 1.5 T 或 3.0 T 高场强条件下进行。研究表明，3.0 T 系统扫描影像的对比度及对软骨的显像程度更佳 [1, 2]（图 3.1）。此外，检查时需使用合适的表面线圈，理想的多频线圈可实现平行成像，所谓的 "chimney 线圈" 是踝关节专用的扫描线圈，踝关节定位的可重复性好。有时也可使用可提供高信噪比的膝关节表面线圈，但此时需将踝关节置于背伸位，可重复性不佳。

除了硬件条件以外，选择合适的影像扫描序列也是检查的关键。通常需采用自旋回波序列，包括液体敏感的介质加权快速自旋回波序列、非脂肪抑制 T_1 加权序列和质子密度加权序列。脂肪浸润介质加权快速回波序列扫描可同时反映软骨层、骨髓、韧带和肌

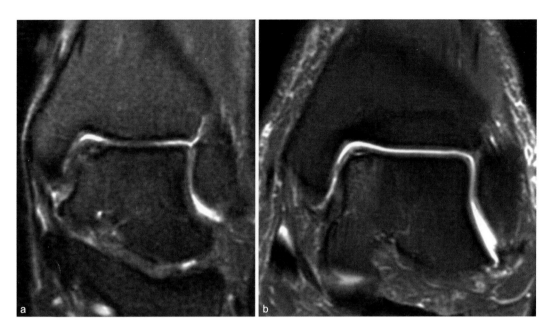

图 3.1　踝关节 1.5 T 和 3.0 T MR 扫描影像质量对比，两张图片均显示距骨穹窿骨软骨损伤（脂肪浸润介质加权快速自旋回波序列）。3.0 T 扫描影像（b）与 1.5 T 扫描影像（a）相比更好地显示了软骨线性改变且图像更清楚，差异的原因是由于 3.0 T 扫描的信噪比更高

腱的情况。脂肪浸润序列的优点在于可更好地显示骨髓水肿情况，且软骨和骨髓之间的化学位移假影更小。2D 快速自旋回波扫描序列是目前最常用的标准常规扫描序列 [19, 21]。

表 3.1 是临床上踝关节 MRI 1.5 T 和 3.0 T 常用扫描序列。

此外，薄层 3D 扫描序列可更好地显示软骨层，其中 3D 快速自旋回波扫描序列尤

表 3.1　临床常用踝关节 MRI 扫描序列及序列参数

序列	场强	TR(ms)	TE(ms)	偏转角（°）	NEX	ETL	矩阵（像素）	FOV（cm）	BW（kHz）	ST（mm）
轴位 T_1	3.0 T	675	15.7	90	2	5	384×256	12	31.25	3
	1.5T	600	10	90	2	3	256×192	12	31.25	3
轴位 T_2	3.0 T	4,500	42	90	2	16	512×256	12	31.25	3
	1.5T	4,000	40	90	2	12	320×224	12	16.67	3
矢状位 T_1	3.0 T	675	15.4	90	2	4	384×256	12	31.25	3
	1.5T	625	23.5	90	2	4	384×224	12	16.67	3
矢状位 IR	3.0 T	3,700	68	90	2	15	320×160	12	31.25	3
	1.5T	3,400	68	90	2	8	256×192	12	16.67	3
冠状位 IM	3.0 T	4,000	16.7	90	4	9	384×256	10 × 8	31.25	2
	1.5T	4,000	15.5	90	3	12	384×224	10 × 8	16.67	2

其有效 [12, 28, 29]（图 3.2），运用 3D 快速自旋回波扫描序列可提供踝关节各向同性数据从而重建任何扫描平面影像，例如可从矢状面影像数据重建冠状面及轴面序列影像，其优于 2D 快速自旋回波序列是因为减小了部分容积效应，可更好地显露微小的软骨损伤。目前推出了一些基于梯度回波的 3D 扫描序列，如平衡稳态自由旋进（balanced steady-state free precession，bSSFP）、不对称迭代分解水脂肪回波、最小二乘估算结合扰相梯度回波和稳态多反射回波采集（multiecho in steady-state acquisition，MENSA）序列。最近一项研究结果表明，3D 快速自旋回波序列在显示软骨病变及相关骨髓改变方面更具优越性 [7]。

短时反转恢复（short-tau inversion recovery，STIR）序列因其对液体变化敏感且可良好显示骨髓异常情况以往也曾用于踝关节 MRI 扫描。此外，STIR 可减小磁场成角效应，因此适于对踝部肌腱的评估 [31]。踝关节 MRI 检查通常不需使用造影剂，但在以往曾建议其用于评估骨软骨损伤活力及自体骨软骨移植术后评估 [18]。

3.3 距骨骨软骨损伤的 MRI 表现

距骨骨软骨损伤的常见病因为急性或慢性关节内运动损伤，如患者踝关节扭伤后交锁症状持续无缓解，则需行 MRI 检查。伤后即时或之后行 X 线检查往往无异常表现，如表现为软骨下透亮影或可见小的骨折片则应考虑距骨骨软骨损伤，此时应进一步行 CT 和 MRI 检查。CT 检查具有较高的空间分辨率，可良好地显示小的骨性病损。MRI 的优点在于可直接显示关节软骨、骨挫伤及细微骨折，而 CT 则无法显示上述损伤情况。MRI 可提供软骨损伤和骨髓异常方面的信息，但由于软骨厚度有限，对检查操作技术要求较高，因此应根据检查需求选择前述各种不同的扫描方法。

最早的距骨骨软骨损伤分级系统是 1959 年 Berndt 和 Harty 提出的以 X 线表现为基础的分级系统 [3]。目前此分级系统仍在临床上广泛应用，并已推出了以 MRI 表现为基础的附加分级系统 [9, 22, 32]。最早的 Berndt 和

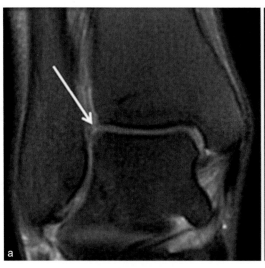
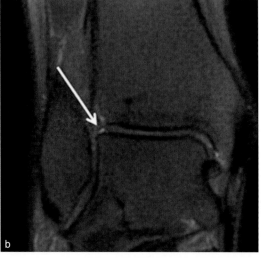

图 3.2 标准脂肪浸润介质加权快速自旋回波序列（a）和薄层 3D 快速自旋回波 CUBE 序列（b），图示 CUBE 序列显像更为清楚，箭头所示为距骨穹窿内侧全层软骨损伤

Harty Ⅰ级表现为小的压缩骨折；Ⅱ级表现为不完全性骨软骨切线骨折；Ⅲ级表现为完全骨软骨切线，但无骨折片移位；Ⅳ级表现为骨折片移位。目前增加的 0 级损伤为无 X 线异常表现但存在 MRI 异常表现[4]。Scranton 和其他一些学者又将合并深层囊性变的损伤添加为 V 级损伤[30]。

2003 年，Mintz 等提出了骨软骨损伤的 MRI 分级系统[22]，该系统是对 Cheng 等提出的踝关节镜下分级系统的改进[8]。此分级系统将距骨骨软骨损伤分为 6 级：0 级为正常；1 级为存在高强度信号但软骨表面形态完整（图 3.3）；2 级为软骨纤维样变性或裂纹但病变未累及骨质（图 3.4）；3 级病变为瓣状软骨损伤或软骨下骨外露（图 3.5）；4 级表现为松动但未移位骨折片（图 3.6）；5 级表现为骨软骨折块移位（图 3.7）。

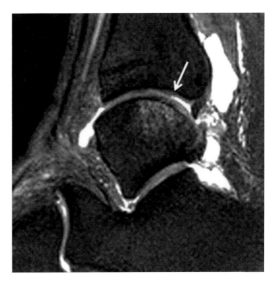

图 3.4　矢状面脂肪浸润双回波稳态（DESS）序列扫描见距骨骨软骨损伤，表现为软骨裂纹（箭头）伴下方骨髓水肿信号（骨挫伤）

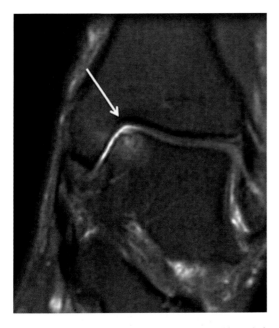

图 3.3　冠状位脂肪浸润介质加权快速自旋回波序列扫描示内侧距骨穹窿骨软骨损伤（箭头所示）。关节软骨信号增高伴下方骨质不规则信号，但软骨表面形态完整，无软骨损伤

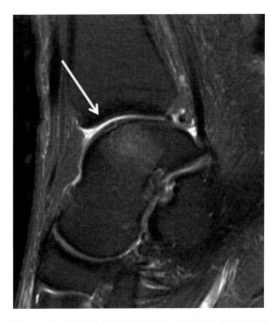

图 3.5　矢状面脂肪浸润介质加权快速自旋回波序列扫描示骨软骨损伤伴软骨瓣状损伤，软骨层部分分离（箭头）伴下方轻度骨髓水肿信号

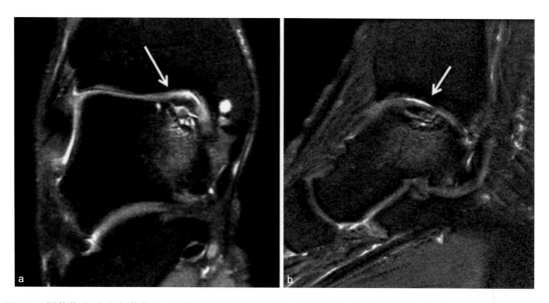

图 3.6 冠状位（a）和矢状位（b）脂肪浸润介质加权快速自旋回波序列扫描示内侧距骨穹窿骨软骨损伤，表现为骨软骨骨折片松动但并未移位（箭头），骨折片与相邻骨之间存在液体信号且存在周围骨髓水肿信号

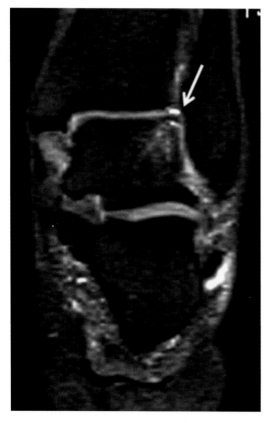

图 3.7 冠状位脂肪浸润双回波稳态（DESS）序列扫描示距骨穹窿外侧面骨软骨损伤伴骨软骨骨折块轻度移位（箭头）

以 MRI 为基础的其他距骨骨软骨损伤分级系统还有 Taranow 等 [32] 和 Hepple 等 [9] 提出的分级系统。Taranow 等 [32] 的分级系统 1 级损伤表现为 T_2 加权像上软骨下骨压缩 / 挫伤高信号（图 3.4）；2 级损伤表现为急性期（由 1 级损伤进展而来）未发现的软骨下囊肿病变；3 级损伤表现为骨折块部分分离或完全分离（图 3.6）；4 级损伤表现为骨软骨骨折块移位（图 3.7）。Hepple 等提出的 6 级分级系统 [9] 中，1 级为仅关节软骨受累；2a 级为软骨损伤伴下方骨折及周围骨髓水肿；2b 级为软骨损伤无周围骨髓水肿；3 级为骨折块分离但无移位（图 3.6）；4 级为骨折块分离并移位（图 3.7）；5 级为软骨下囊肿形成（图 3.8）。

改良 Outerbridge 和 Noyes 分级系统用于对 MRI 表现为局部软骨损伤的损伤进行分级 [11, 24-27]，这些分级系统根据异常信号和（或）水肿程度、局部软骨损伤累及软骨厚度超过 50% 或小于 50% 以及软骨全层受累情况对软骨损伤进行分级。然而，对受累是

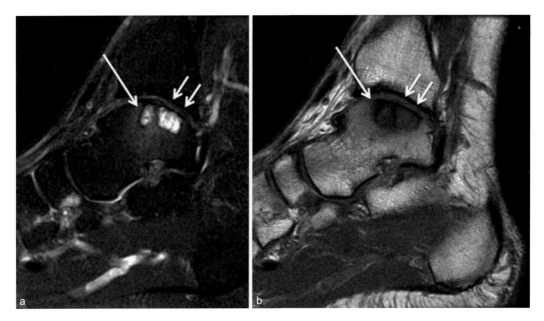

图 3.8　踝关节矢状位脂肪浸润介质加权（a）和 T_1 加权（b）快速自旋回波序列扫描示软骨下巨大骨囊肿及软骨下骨异常信号（大箭头）伴表面软骨不规则及变薄（小箭头）

超过 50% 还是小于 50% 的鉴别较为困难，这是因为踝关节软骨面十分薄且软骨与骨之间化学成分变化可造成软骨深层显影模糊。国际软骨修复学会（International Cartilage Repair Society，ICRS）提出的软骨损伤分级系统目前也被应用于临床，此分级系统是基于 Outerbridge 分级系统，在上述 4 级分级的基础上增加了一些子项[13]。

以往关于 MRI 在诊断骨软骨损伤准确性方面的研究结果表明其特异性和敏感性较高[10,22]，Joshy 等[10] 认为其诊断骨软骨损伤的特异性为 100%，而敏感性较低，为 83.3%。Mintz 等对 54 例行关节镜手术的患者进行研究分析后发现 MRI 可对其中所有的 40 例存在骨软骨损伤及 14 例正常的踝关节准确诊断。运用前述 MRI 5 级分级系统对 40 例中的 33 例病变进行了正确分级，其余 7 例损伤经证实为 1 级损伤，如将所有分级拆分为病变阴性（0 级和 1 级）和病变阳性（2、3、4 和 5 级）则其敏感性为 95%，特异性为 100%，阴性检出率为 88%，阳性检

出率为 100%。然而也应注意 Verhagen 等的研究结果与他们的假设相反，其认为 MRI 在骨软骨损伤的诊断及鉴别诊断方面与高分辨率多向螺旋 CT 相比并无明显优势[33]。

应该强调的是骨软骨损伤也可见于骨性关节炎、化脓性关节炎和骨梗死（图 3.9），或其他关节疾病如血友病性关节炎。这些疾病有其特征性的 MRI 表现，包括较广泛的软骨、骨髓及滑膜异常病变，这些异常病变信号改变往往较单纯骨软骨损伤表现严重且多伴随继发性退行性变表现。对此类损伤的处理也因其潜在疾病而与单纯骨软骨损伤有所不同。

在运动员和舞者中可观察到骨髓应力相关信号改变，此类 T_2 像骨髓异常亮度信号通常较为细微且周缘不十分清楚（图 3.10），且无与此类损伤相关的畸形和软骨异常病变，如减少负重活动则此类病变通常可逆，但其也可能进展为应力骨折并最终发展为骨软骨损伤。

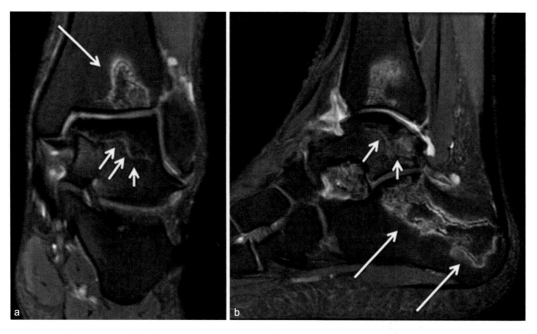

图 3.9　冠状位（a）和矢状位（b）脂肪浸润介质加权快速自旋回波序列扫描见胫骨远端、踝关节及跟骨多发骨梗死（大箭头），距骨内巨大软骨下骨梗死 / 缺血坏死类似骨软骨损伤表现（小箭头）

3.4　软骨修复后 MRI 表现

目前临床上骨软骨损伤的处理方法有很多，包括非手术治疗、关节清理、局部钻孔、病变切除及刮匙刮除。软骨修复技术包括骨软骨自体移植、微骨折及自体软骨细胞移植。MRI 可被用于评估这些踝关节软骨手术处理后的形态学疗效 [14, 15]。此外还推出了以 MRI 表现为基础的此类术式的半量化评估分级系统，此分级系统被命名为软骨组织修复 MRI 评分系统 [Magnetic Resonance Observation of Cartilage Repair Tissue（MOCART）scoring system][34]。此分级系统主要用于对膝关节骨软骨损伤术后的评估，也适用于踝关节骨软骨修复后的评估 [15]。该分级系统根据以下几个方面进行评估和分级：①缺损修复及填充程度；②修复后与周缘区域的融合情况；③修复后组织表面的质量；④局部粘连情况；⑤合并滑膜炎情况。图 3.11 为自体骨软骨移植术后

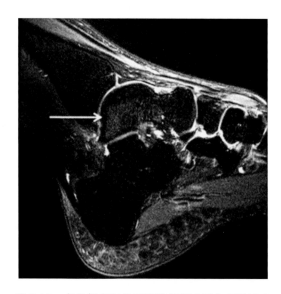

图 3.10　专业舞者矢状面脂肪浸润介质加权快速自旋回波序列扫描示距骨骨髓水肿（箭头），此为局部应力反应表现，不合并软骨异常或骨畸形

踝关节矢状面扫描影像，图示缺损修复及填充良好，与周缘区域融合良好，关节软骨面完整，合并轻度滑膜炎。移植骨块活力较低

的表现为骨低密度信号及对比增强度降低。

　　以往一项以 1.5 T MRI 为基础的 MOCART 评分与二次关节镜探查相关性的研究结果表明，在缺损修复及填充程度方面的结果相符率为 59%[15]。在组织修复后软骨表面恢复方面，结果相符率为 89%，但此结果的局限性在于，对软骨修复区边缘与周围正常软骨的融合性评估较困难，在评估一些修复不良的病例时存在较大争议。学者们认识到此局限性后建议行 3.0 T MRI 检查以改

进评估结果。Kuni 等[14] 对 22 例患者行踝关节微骨折处理后 1.0 T MRI 检查结果与临床症状的相关性研究，发现与前述研究结果相似，MRI 表现与患者临床表现无明显相关性[18, 20]，尤其是术后效果差，存在严重疼痛症状的患者，此类患者往往无任何特征性的 MR 表现。然而，是否存在持续的或新出现的骨髓水肿，临床评分却有显著性差异。这说明持续的或新出现的骨髓水肿与较差的临床愈合相关。

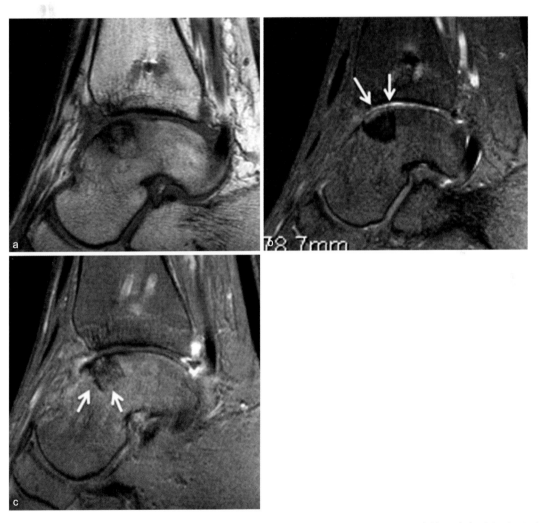

图 3.11　矢状位 T_1 加权（a）、脂肪饱和液敏感序列（b）与 Ga 增强的 T_1 脂肪饱和自旋回波序列（c）显示自体骨软骨移植术（osteochondral autograft transfer, OATS）后，移植物表面软骨完整且与周围融合良好（b 中的箭头）。然而，骨软骨移植物为低信号，且增强时信号增高有限（c 中的箭头），说明移植物的活力不佳

3.5　结论和未来发展

　　MRI 是目前临床上显示软骨最好的影像学检查手段，最近 10 年来影像学技术的巨大发展使类似于踝关节软骨这样的复杂解剖结构的影像学检查技术得以很大提高。此外，MRI 在显示骨髓和滑膜异常方面也较为敏感。如将关节镜探查作为标准，相比而言，MRI 可对骨软骨损伤进行有效的诊断和分级。但应注意，MRI 尚不能对软骨修复术后情况进行有效评估，患者术后临床症状与 MRI 表现之间并无明显相关性。MRI 和 CT 检查在诊断有症状的距骨骨软骨损伤方面的准确性相当。多向螺旋 CT 检查可为术前计划制订提供更有价值的信息。

　　随着形态 MR 影像技术的不断改进，包括更高空间分辨率序列及 3.0 T MRI 技术的推出，对骨软骨损伤的诊断和病变修复后的评估技术将会得到不断提高。此外，一些可对软骨基质进行量化评估的新的扫描序列如 T_1rho、T_2 和 dGEMRIC，也可显示软骨胶原结构及蛋白聚糖成分 [5, 6, 16, 17, 19, 23]。通过这些新技术可能提出针对骨软骨损伤诊断和修复术后评估更为有效的标准，在诊断关节软骨退行性变方面也将更为灵敏。

（原著者：Thomas M. Link, Patrick Vavken, Victor Valderrabano）

参考文献

1. Barr C, Bauer JS, Malfair D, Ma B, Henning TD, Steinbach L, Link TM. MR imaging of the ankle at 3 Tesla and 1.5 Tesla: protocol optimization and application to cartilage, ligament and tendon pathology in cadaver specimens. Eur Radiol. 2007;17:1518–28.

2. Bauer J, Barr C, Steinbach L, Malfair D, Krug R, Ma C, Link T. Imaging of the articular cartilage of the ankle at 3.0 and 1.5 Tesla. Eur Radiol Suppl. 2006;16(S1):238.

3. Berndt AL, Harty M. Transchondral fractures (osteochondritis dissecans) of the talus. J Bone Joint Surg Am. 1959;41–A:988–1020.

4. Bowman M. Osteochondral Lesions of the talus and occult fractures of the foot and ankle. In: Schon LC, Porter DA, editors. Baxter's the foot and ankle in sport. Philadelphia: Elsevier; 2007. p. 293–338.

5. Burstein D, Velyvis J, Scott KT, Stock KW, Kim YJ, Jaramillo D, Boutin RD, Gray ML. Protocol issues for delayed Gd(DTPA)(2-)-enhanced MRI (dGEMRIC) for clinical evaluation of articular cartilage. Magn Reson Med. 2001;45:36–41.

6. Burstein D, Gray M. New MRI techniques for imaging cartilage. J Bone Joint Surg Am. 2003;85–A Suppl 2:70–7.

7. Chen CA, Kijowski R, Shapiro LM, Tuite MJ, Davis KW, Klaers JL, Block WF, Reeder SB, Gold GE. Cartilage morphology at 3.0T: assessment of three-dimensional magnetic resonance imaging techniques. J Magn Reson Imaging. 2010;32:173–83.

8. Cheng MS, Ferkel RD, Applegate GR, editors. Osteochondral lesions of the talus: a radiologic and surgical comparison. Annual Meeting of the Academy of Orthopaedic Surgeons, New Orleans, 16–21 Feb 1995.

9. Hepple S, Winson IG, Glew D. Osteochondral lesions of the talus: a revised classification. Foot Ankle Int. 1999;20:789–93.

10. Joshy S, Abdulkadir U, Chaganti S, Sullivan B, Hariharan K. Accuracy of MRI scan in the diagnosis of ligamentous and chondral pathology in the ankle. Foot Ankle Surg. 2010;16:78–80.

11. Kijowski R, Blankenbaker DG, Davis KW, Shinki K, Kaplan LD, De Smet AA. Comparison of 1.5- and 3.0-T MR imaging for evaluating the articular cartilage of the knee joint. Radiology. 2009;250:839–48.

12. Kijowski R, Davis KW, Woods MA, Lindstrom MJ, De Smet AA, Gold GE, Busse RF. Knee joint: comprehensive assessment with 3D isotropic resolution fast spin-echo MR imaging–diagnostic performance compared with that of conventional MR imaging at 3.0 T. Radiology. 2009;252:486–95.

13. Kleemann RU, Krocker D, Cedraro A, Tuischer J, Duda GN. Altered cartilage mechanics and histology in knee osteoarthritis: relation to clinical assessment (ICRS Grade). Osteoarthritis Cartilage. 2005;13:958–63.

14. Kuni B, Schmitt H, Chloridis D, Ludwig K. Clinical and MRI results after microfracture of osteochondral lesions of the talus. Arch Orthop Trauma Surg. 2012;132:1765–71.

15. Lee KT, Choi YS, Lee YK, Cha SD, Koo HM. Comparison of MRI and arthroscopy in modified MOCART scoring system after autologous chondrocyte implantation for osteochondral lesion of the talus. Orthopedics. 2011;34:e356–62.

16. Li X, Han ET, Busse RF, Majumdar S. In vivo T(1rho) mapping in cartilage using 3D magnetization-prepared angle-modulated partitioned k-space spoiled gradient echo snapshots (3D MAPSS). Magn Reson Med. 2008;59:298–307.

17. Li X, Cheng J, Lin K, Saadat E, Bolbos RI, Jokbe B, Ries MD, Horvai A, Link TM, Majumdar S. Quantitative MRI using T(1rho) and T(2) in human osteoarthritic cartilage specimens: correlation with biochemical measurements and histology. Magn Reson Imaging. 2011;29:324–34.

18. Link TM, Mischung J, Wortler K, Burkart A, Rummeny EJ, Imhoff AB. Normal and pathological MR findings in osteochondral autografts with longitudinal follow-up. Eur Radiol. 2006;16:88–96.

19. Link TM, Stahl R, Woertler K. Cartilage imaging: motivation, techniques, current and future significance. Eur Radiol. 2007;17:1135–46.

20. Link TM. Correlations between joint morphology and pain and between magnetic resonance imaging, histology, and micro-computed tomography. J Bone Joint Surg Am. 2009;91 Suppl 1:30–2.

21. Link TM. MR imaging in osteoarthritis: hardware, coils, and sequences. Magn Reson Imaging Clin N Am. 2010;18:95–110.

22. Mintz DN, Tashjian GS, Connell DA, Deland JT, O'Malley M, Potter HG. Osteochondral lesions of the talus: a new magnetic resonance grading system with arthroscopic correlation. Arthroscopy. 2003;19:353–9.

23. Mosher TJ, Dardzinski BJ. Cartilage MRI T2 relaxation time mapping: overview and applications. Semin Musculoskelet Radiol. 2004;8:355–68.

24. Noyes FR, Stabler CL. A system for grading articular cartilage lesions at arthroscopy. Am J Sports Med. 1989;17:505–13.

25. Potter HG, Linklater JM, Allen AA, Hannafin JA, Haas SB. Magnetic resonance imaging of articular cartilage in the knee. An evaluation with use of fast-spin-echo imaging. J Bone Joint Surg Am. 1998;80:1276–84.

26. Recht MP, Resnick D. Magnetic resonance imaging of articular cartilage: an overview. Top Magn Reson Imaging. 1998;9:328–36.

27. Recht MP, Goodwin DW, Winalski CS, White LM. MRI of articular cartilage: revisiting current status and future directions. AJR Am J Roentgenol. 2005;185:899–914.

28. Ristow O, Steinbach L, Sabo G, Krug R, Huber M, Rauscher I, Ma B, Link TM. Isotropic 3D fast spin-echo imaging versus standard 2D imaging at 3.0 T of the knee-image quality and diagnostic performance. Eur Radiol. 2009;19:1263–72.

29. Ristow O, Stehling C, Krug R, Steinbach L, Sabo G, Ambekar A, Huber M, Link TM. Isotropic 3-dimensional fast spin echo imaging versus standard 2-dimensional imaging at 3.0 T of the knee: artificial cartilage and meniscal lesions in a porcine model. J Comput Assist Tomogr. 2010;34:260–9.

30. Scranton Jr PE, McDermott JE. Treatment of type V osteochondral lesions of the talus with ipsilateral knee osteochondral autografts. Foot Ankle Int. 2001;22:380–4.

31. Srikhum W, Nardo L, Karampinos DC, Melkus G, Poulos T, Steinbach LS, Link TM. Magnetic resonance imaging of ankle tendon pathology: benefits of additional axial short-tau inversion recovery imaging to reduce magic angle effects. Skeletal Radiol. 2013;42:499–510.

32. Taranow WS, Bisignani GA, Towers JD, Conti SF. Retrograde drilling of osteochondral lesions of the medial talar dome. Foot Ankle Int. 1999;20:474–80.

33. Verhagen RA, Maas M, Dijkgraaf MG, Tol JL, Krips R, van Dijk CN. Prospective study on diagnostic strategies in osteochondral lesions of the talus. Is MRI superior to helical CT? J Bone Joint Surg Br. 2005;87:41–6.

34. Welsch GH, Mamisch TC, Quirbach S, Zak L, Marlovits S, Trattnig S. Evaluation and comparison of cartilage repair tissue of the patella and medial femoral condyle by using morphological MRI and biochemical zonal T2 mapping. Eur Radiol. 2009;19:1253–62.

第 4 章　距骨骨软骨损伤的 CT 和 SPECT-CT 诊断

要点

- MRI 和 CT 在诊断骨软骨缺损方面准确率相似，CT 检查具有快速、利于术前计划制订、廉价及在 3D 条件下显示踝关节解剖结构等优点
- CT 检查无 MRI 检查时的骨髓水肿信号干扰，因此可明确显示骨软骨损伤实际大小，并可有效评估囊性病变骨损伤范围
- 跖屈位 CT 检查有利于镜下前侧或后侧入路的选择
- CT 关节造影可发现软骨损伤程度，因此可用于诊断早期骨软骨损伤病变
- SPECT-CT 检查可鉴别有活性和无活性的骨软骨损伤，因此有利于治疗策略的制订

4.1　放射学检查

4.1.1　X 线摄片检查

如患者出现踝关节深部疼痛症状考虑为距骨骨软骨损伤（osteochondral defect，OCD），应在行 CT 或 MRI 检查之前首先行传统诊断检查。尽管伤后即时行常规 X 线摄片检查结果通常为阴性，但可排除如骨折等其他重要的合并病变。标准的常规踝关节 X 线摄片检查应包括踝穴位和侧位片。踝穴为长方形的卯榫关节腔隙，负重踝穴位（胫腓骨远端构成了踝穴）摄片时踝关节内旋 10°～20°，这样可良好显示踝关节上方内外侧间隙及距骨穹窿，此时外踝与内踝位于同一冠状面水平。

负重侧位片可显示胫骨后方轮廓及是否存在游离体或其他引起踝关节疼痛症状的骨性结构异常如前方胫距骨赘和（或）距后三角骨。

除上述常见的方法以外，还有其他一些附加的摄片方法。为良好显示距骨穹窿，可行跖屈踝穴位摄片。此负重跖屈位片在摄片时患者足跟抬高 4cm，可更好地显示距骨后缘轮廓。

但是，即使增加了附加 X 线摄片检查，常规 X 线影像学检查对 OCD 的漏诊率也可达到 50%[8]。因此，行常规 X 线检查的目的是为了除外其他引起急慢性踝关节疼痛症状的病变，如骨折和撞击症。此外，即使 X 线检查发现 OCD，也通常需行进一步影像学检查，OCD 病变程度和病变位置对明确患者的预后和治疗方法的选择尤为重要。MRI 和 CT 可在三维层面显示损伤病变，这些检查方法各有其优缺点，在下一步诊断过程中可对此两种检查方法任选其一。目前骨科医师往往根据其经验及习惯选择进一步的 OCD 影像学诊断方法[6]。

4.2　CT 影像学检查

4.2.1　CT 检查技术

目前 CT 检查采用的是多层螺旋扫描系统，检查时患者在扫描（台架）内反复移动，单束或多束射线旋转定位以建立标准的 X 线影像。X 线光子穿过患者会出现衰减，但其可转化为特定水平的能量形式（频率），后者可被扫描器中的探测器检测到。不同组织在此衰减表现方面存在差异。运用计算机分析技术，利用重建公式对这些原始数据进行数学分析后重新载入矩阵。此计算机重建分析过程中，添加了特定组织显像的重组算法，重组算法也可以看做是一种"滤波器"或通常作为骨或软组织显像的"公式"。骨组织重组算法对高频扫描敏感，因此，骨滤波影像适用于诊断骨组织病变，但其包含过多噪声。软组织重组算法去除了较多的高频因素，因此噪声较小、分辨率低且软组织间对比度高。在诊断距骨骨软骨损伤时应最好同时使用这两种重组算法。

之后，运用固定数据集可在任何时段对扫描窗及层值（灰阶）进行调整，也可对各种形式的数据进行调整。应注意的是此为扫描后调整过程，与各种重组算法并不相同。数据重组也可在数据集获得后完成，从而将已扫描完成的断面数据重组为其他层面如冠状面和矢状面扫描层面的数据。但如果运用小于 16 层的螺旋 CT 扫描仪进行扫描，该方法获得的重组数据空间分辨率较低。实际 3D 影像可运用容积和表面绘制数据进行重建。

影像质量的优劣取决于信噪比，影响信号强度和信噪比的因素有很多：如毫安量（mAs）增大（即光子数增多）则信号将增强，但同时辐射量也得以增加；此外，如像素尺寸增大则此像素内信号也会增多；增加扫描切片厚度也可取得同样的效果，这相当于增加了每个扫描层面的光子量。增大像素尺寸和增加扫描切片厚度也可降低图像的空间分辨率。骨重建算法（滤波器）仅对高频敏感，因此其与软组织重建算法扫描影像相比信噪比更低。体型过大患者可抵消更多 X 线，导致探头探测到的光子量减少，这样也就起到了信号减弱及降低信噪比的作用。

扫描影像的质量也可因伪影而降低，CT 扫描伪影可由于多种原因所致，如骨组织本身或金属内植物。骨与硬物的扫描影像类似，其形成的伪影称为射线束硬化现象（beam hardening），射线束硬化现象产生的原因是由于骨组织对射线的减弱程度要大于软组织，射线穿透骨组织后，X 线射线束的平均能量变得更大（硬度更大），射线硬度不同程度增大后可对重建算法产生影响并导致伪影产生。此效应可通过增加扫描层面厚度而降低。

部分容积平均效应见于包括多种不同组织的像素（立体像素）显影。将像素中组分经计算机分析平均后可导致影像显示误差，为降低部分容积平均效应，应采用更薄层的扫描切片。为防止误差产生，应在不同的重建位置观察扫描。

4.2.2　OCD 的 CT 影像学表现

应采用适宜的扫描方法以显示 OCD 病变，常规踝关节 CT 扫描 X 线射线束的设定值为 130kV、75mA，曝光时间约 1s。视野（FOV）应包括整个踝关节，最早的薄层扫描影像最大厚度为 1mm，理想扫描厚度为 0.3mm。踝关节 CT 扫描应运用骨重建算法以满足所需的毫米级以下的高分辨率要求。另外，尚需行软组织重建算法，这样可导致分辨率降低但组织对比度增加，可更好地显影软组织。

　　OCD 的大小各不相同，最小的目视测量仅为 0.3～1.0mm 大小，对此类损伤目前扫描分辨率往往难以达到要求。OCD 包括表层不规则和（或）软骨下骨囊性变。表层不规则表现为距骨或胫骨关节面不光滑，白色的表层轮廓线中断或有凹损表现，表层不规则为关节软骨表面损伤的表现，囊性变表现为不规则的表层下软骨下骨内透亮的暗灰色区域。巨大的 OCD 表现为表层骨和软骨消失并可见损伤病灶。对此类病变应注意仔细观察，以防止对骨性结构损伤形成的游离体漏诊。与 MRI 相比，小的游离骨折片在 CT 扫描下更容易观察到。

　　在行 CT 关节造影检查时，软骨损伤部位为注射入关节内的造影剂填充。关节内碘化造影剂、关节软骨和表层之间的 CT 关节造影影像对比易于探查到较小的仅软骨受累的 OCD（见 4.2.4 章节）。病灶周围骨髓水肿通常为 MRI 检查的特征性表现，此表现在 CT 扫描时往往不易观察到，但这并不妨碍 OCD 的显示[3]，而正是因此 CT 检查可显示 OCD 的实际病变大小。有些情况下 CT 检查也可见水肿征象，表现为骨组织更为致密，说明此部位液体增加。

　　现有的高空间分辨率 3D CT 数据集通常包括 0.3mm 厚度切面影像扫描，可发现小的骨性结构异常（图 4.1）。为避免部分容积效应，应每次对单个影像从两个视角进行观察。由于 CT 的近等向分辨率，可在图像质量无丢失的情况下从任何观察平面完成多面影像重建。为更好地观察损伤的程度及病变部位，建议行三个相互垂直平面的 CT 扫描检查。损伤解剖位置可在冠状面或矢状面重建影像上清楚显示（图 4.2），此时不仅可观察到损伤程度，尚可清楚显示其他合并损伤病变如胫骨关节面的对吻损伤。

　　虽然 CT 并非显示软组织病变的理想影像学检查手段，但其在扫描影像上也有显示。在临床上，应将有软组织重建算法的数据集作为标准成像操作的一部分，尤其是应注意对扫描窗及扫描水平进行适度的调整，以显示软组织病变。通过调整，软组织水肿如局限性滑膜炎、韧带损伤部分如三角韧带深层撕裂、肌组织增生和软组织肿块（如脂肪瘤、囊肿）可在 CT 扫描影像上得以显示。

　　MRI 是常用的 OCD 影像学检查手段，MRI 可显示关节软骨而 CT 却无法显示软骨病变，人们不禁要问，为什么 CT 检查也用

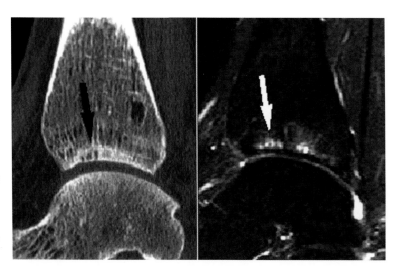

图 4.1　矢状面 CT 扫描（右）见胫骨关节面小囊性变（箭头）；脂肪抑制 T_2 加权矢状位 MRI 见病变程度被夸大，表现为局部明显损伤病灶（左）

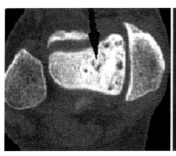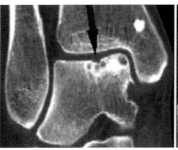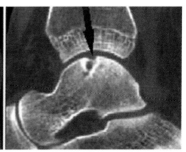

图 4.2　距骨穹窿内侧骨软骨损伤伴多囊性变的 CT 扫描影像（箭头）。此为三个平面重建 CT 扫描影像，自右到左分别为原始轴状面、冠状面和矢状面重建影像，可见骨质连续性中断，说明病变不稳定

于 OCD 的诊断？ Verhagen 等的距骨 OCD 诊断方法前瞻性研究对此问题作出了解答，此研究结果表明 42% 的行 X 线检查的踝关节 OCD 被漏诊，而关节镜探查为诊断的金标准，此外 CT（包括非对比、多向和多平面重建影像）和常规 MRI 与关节镜探查的准确性相当。MRI 检查的敏感性最高（96%），但 CT 更具有特异性（99%）[3]。以此研究为依据，在临床上对 X 线检查阳性的 OCD 患者应行 CT 检查；如 X 线检查为阴性结果，则需进行 MRI 检查，并在制订术前计划时行 CT 检查。

4.2.3　CT 检查的优点

与常规 X 线检查相比，CT 检查更易发现 OCD 病变[12, 13, 16]。踝关节多层面 CT 扫描在显示踝关节 OCD 方面具有很多优势。

CT 检查的优点在于可显示骨性病变如易被忽略的骨折、骨赘、游离体、小骨折片、骨性关节炎、骨性撞击、一过性骨质疏松或骨坏死，行双侧对比检查则更易发现上述病变。Verhagen 还发现 CT 扫描可良好显示病变表层轮廓，从而避免了 MRI 由于对

骨髓水肿的显示而对 OCD 病变程度的过度评估[13]。

如与 MRI 检查进行比较，CT 检查的优点在于可在检查时将踝关节置于各种不同的位置。由于无需使用专用扫描线圈，CT 踝关节扫描可在踝关节跖屈下完成，这有利于帮助手术医师决定在手术时如何选取入路，此位置也可与踝关节跖屈位 X 线片进行对比，但其显像更为详细且为三维影像。术前行跖屈位 CT 扫描检查，可帮助医师在关节镜手术前准确确定损伤部位。Bergen 等经前瞻性盲性研究后认为，OCD 病变部位的 CT 检查结果与镜下探查结果具有明显相关性[1]，CT 检查可用于患者术式的确定，并可确定经前侧入路是否能到达病变部位。

其次，与 MRI 相比，CT 扫描检查快速且分辨率达到了毫米级以下。标准的踝关节 MRI 扫描检查需要耗时 30 分钟且图像分辨率至多为 2mm，而踝关节 CT 检查在 1 分钟内即可完成且图像十分清晰。快速成像减少了移动伪影的产生。这主要是由于扫描时间缩短后，患者在检查时自身活动的减少。因此，与 MRI 检查相比踝关节 CT 检查性价比更高。此外，CT 扫描可用于存在 MRI 检查禁忌的 OCD 患者，如幽闭恐惧症和体内

有金属内植物（如 ICDs 和神经刺激器等）的患者。CT 检查操作简单，也可用于 OCD 行保守治疗和手术治疗患者的随访评估。术后骨性愈合过程可在 CT 影像中良好显示，骨痂形成过程、损伤部位病变硬化情况及局部骨膜反应过程也可在 CT 影像上良好显示。

CT 检查优于 MRI 的另一个方面在于可同时实现双踝关节扫描成像，这对于明确诊断是有帮助的。双踝关节 CT 扫描成像对图像的质量并无直接影响，其有利于对双侧骨和软组织进行对比且无明显增加患者辐射剂量的危险。对侧踝关节同时扫描影像可用于与患侧进行解剖对比。

踝关节负重位锥形放射线 CT（weight-bearing cone beam CT）是目前推出的一项新技术，其可用于单个踝关节小视野内病变的评估，负重位下检查使其成为评估慢性踝关节疼痛原因的重要手段，但其在评估 OCD 方面的价值尚待进一步研究。

4.2.4　CT 关节造影

CT 检查可直接反映骨质病变情况并间接反映软骨病变情况，而 CT 关节造影检查可更准确地反映软骨病变情况。可在添加或不添加空气的情况下运用单对比或双对比法行水或碘剂关节造影 CT 扫描。碘造影剂对软骨的对比造影效果优于水，其对软骨病变的显示也更为可靠和清楚，因此是 CT 关节造影首选的造影介质。目前常用的是未添加空气的单对比造影法。

透视导引下将碘造影剂注射入胫距关节（图 4.3a），常用穿刺入路位于踝关节前方，于拇长伸肌和趾伸肌之间置入穿刺针，穿刺时应避免损伤足背动脉。注射后造影剂会很快进入关节腔，如造影剂渗入后距下关节或拇长屈肌腱鞘则需追加造影剂。注射

时如患者感到关节肿胀则可停止注射，通常踝关节内注射量达 5ml 时患者即有明显感觉。

有报道认为 CT 关节造影在诊断关节软骨病变方面的价值等同甚至优于 MR 关节造影检查 [4, 10]。由于有效结合了 CT 影像的高分辨率和间接显示软骨病变的优点，CT 关节造影检查具有很高的实用价值（图 4.3b、c）。CT 关节造影检查的缺点在于其为有创检查，任何有创检查都有其并发症和副作用，如关节内出血和感染。

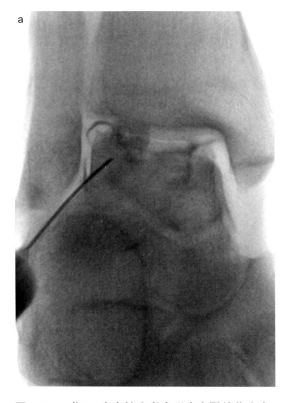

图 4.3　一位 34 岁女性患者表现为右踝关节疼痛，透视见踝关节间隙充满造影剂（a）。SPECT-CT 关节造影延迟相冠状位（b）和矢状位（c）影像见距骨内侧骨软骨损伤病灶伴多个小骨片，伴病灶周围骨代谢活动增强。软骨层完整且无大的软骨损伤，未见游离体。该患者给予 Pridie 钻孔处理

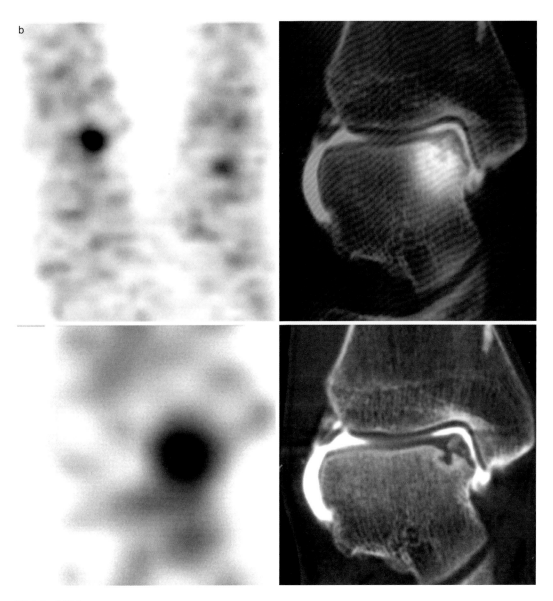

图 4.3 （续）

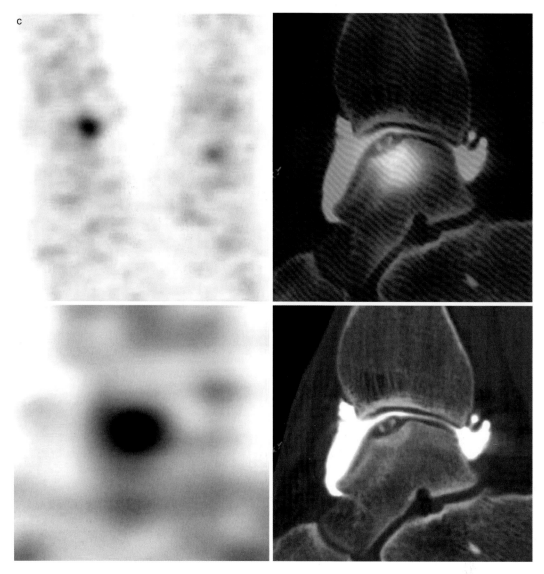

图 4.3 （续）

4.2.5 分级系统

近年来推出 OCD 的分级系统有很多，这些分级系统的推出是为了有助于判定患者的预后及制订相关的治疗方案，本文将介绍目前常用的两个分级系统。由于在临床上医师可能采用不同的分级系统，因此我们建议放射科医师为避免可能出现的混淆，应对 OCD 病变加以详细描述。总之，放射科医师、手术医师及其他医师应在诊疗过程中使用一致的名词，以使每个诊治者能够真正了解病变实际程度或分级。我们不建议在影像学报告中仅使用一个分级系统，因为这样可能导致手术医师需要的重要的病变相关信息的缺失。

50 多年以前，在 1959 年，Berndt 和 Harty 制定的距骨骨软骨骨折分级系统是以传统 X 线表现为基础 [2]。此分级系统在第 1

章已提及，1 级和 2 级损伤表现为踝穴顶部完整，也可表现为距骨顶或胫骨关节面细微损伤（图 4.4），这些病变在传统 X 线片上很难观察到，而且在 CT 影像上，由于骨性病变细微也常易被漏诊。CT 检查对于 3 级和 4 级骨软骨损伤的敏感性和特异性最高，其在显示损伤病灶轮廓和游离体方面具有重要价值（图 4.5）。

Ferkel 等提出的 OCD 分级系统是以 CT 表现为基础的 Berndt 和 Harty 分级系统[5]，此分级系统在第 1 章已提及。

以镜下表现为基础的分级系统有很多，但这些分级系统通常与影像学诊断方法缺乏相关性，手术医师在临床上常采用此类分级方法。此类分级系统与 OCD 的影像学分级无对应关系。镜下分级系统是以镜下探查结果为基础，手术医师仅可观察到表层损伤而无法见到深层病变。

4.2.6　影像学检查的注意事项

距骨损伤合并相对的胫骨骨软骨损伤称为对吻损伤（kissing defect）（图 4.6）[11]。此类损伤十分少见，采用各种诊断方法或镜下探查都可能会因为医师只关注到一侧病变而被漏诊[13]。此类损伤不应被误诊为踝关节骨性关节炎，后者表现为踝关节间隙狭窄、硬化灶增多及骨赘形成。此对吻损伤概念的提出十分重要，与单纯损伤相比其治疗计划需予以相应调整。

由于手术处理方式各不相同且术后胫距关节正常解剖结构发生改变，因此对 OCD 的术后评估较为困难。在临床上，上述改变可能导致对术后影像学表现的误判。影像医师需仔细观察患者影像学表现并了解其采用的具体的手术及治疗手段，方可做到对术后影像学表现的正确诠释。

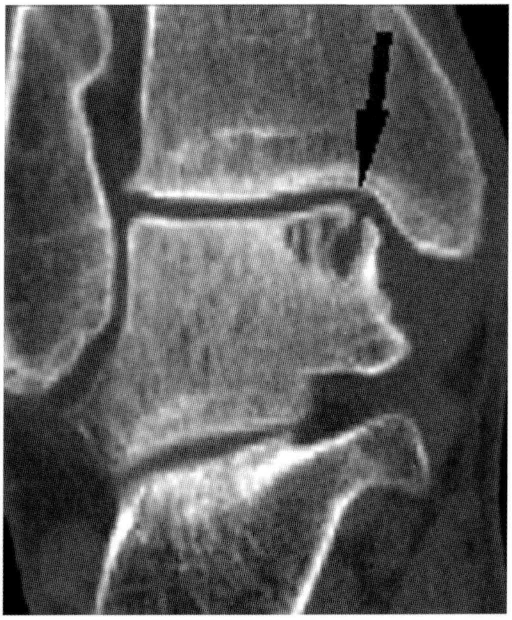

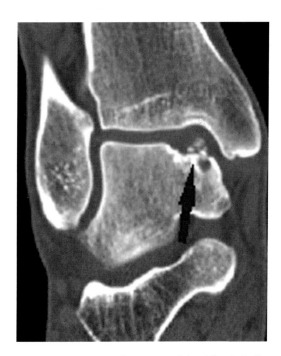

图 4.4　冠状位 CT 影像示多囊样骨软骨损伤（箭头）位于距骨穹窿内侧，此为 Ferkel 分级系统 2 级损伤，表现为距骨巨大软骨下囊性病变伴表层小的骨质损伤，表层连续性中断，表明病变不稳定

图 4.5　冠状位 CT 影像示 Ferkel 分级系统 3 级损伤，表现为距骨穹窿内侧骨软骨缺损伴完全分离但无移位的游离体（箭头）

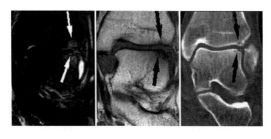

图 4.6　冠状位脂肪抑制 T_2 加权像、T_1 加权像及 CT 片（从右至左），可见内侧距骨穹窿及胫骨天花板（箭头）对吻性骨软骨损伤，Ferkel 分级系统为 2 级损伤。由于空间分辨率更高（层厚 0.3mm），CT 图片显示出小的囊性病变

4.2.7　CT 影像学检查的缺点

　　CT 影像学检查的缺点在于患者会受到一定剂量的辐射，关节软骨不能直接显示，软组织结构显示不清，以及患者并未在负重位下完成检查。

　　就第一个缺点而言，踝关节 CT 检查所需有效辐射剂量为 0.07mSv，此辐射剂量与荷兰的年度有效背景剂量相比很低，后者为 2.5mSv。美国科罗拉多州丹佛市市民的年度有效背景剂量为 6mSv。髋关节和肩关节 CT 扫描所需的有效辐射剂量分别为 3.09 和 2.06mSv，与之相比踝关节扫描所需的辐射剂量很低[3]。

　　就第二个缺点而言，CT 扫描不能直接显示关节软骨，但关节内注入造影剂行 CT 关节造影检查则可显示软骨损伤病灶。有很多研究结果表明，运用 CT 关节造影技术可间接测量软骨厚度，其准确性等同甚至优于 MR 关节造影[4, 10]，参见 4.2.4 部分。

　　如前所述，CT 扫描亦可显示软组织病变，但 MRI 在显示骨髓水肿方面效果更好，且能更好地显示软组织病变。但目前已证实，CT 在诊断 OCD 方面与 MRI 相比同样有效[13]。

　　与传统的影像学检查相比，CT 检查及

大多数 MRI 检查时患者需仰卧或俯卧，因此踝关节在检查时未承受明显压力，因此，此时的 CT 影像为非负重位影像。

4.3　SPECT-CT

4.3.1　SPECT-CT 的原理和基础知识

　　前述静态 CT 扫描技术的缺点之一在于其无法直接显示病变生理活动。即使是代谢活动增高 / 降低的间接征象，如 MRI 上的高密度 / 低密度信号，或 X 线平片上局部密度改变征象，这些仅仅是一些潜在征象的表现且其出现通常晚于病变的起始。平面锝标记骨闪烁显像是一种可显示骨组织生物代谢活动的检查方法，但是以牺牲图像的空间分辨率为代价，这在反映组织病变或应力骨折方面可能并不重要，但其无法显示复杂解剖部位，因此在确定引起足踝部疼痛症状的原因方面存在严重的不足。单电子发射计算机扫描成像（SPECT）结合 CT 扫描技术结合了闪烁显像对骨代谢活动增强的高敏感性和 CT 影像的高分辨率两个优点（图 4.3b），可有效评估骨软骨损伤并同时评估病变周围组织代谢活性。

　　尽管此技术在理论上是合理的，但其尚需进一步的科学检验证实。首要也是最重要的问题是图像的可靠性，即要判断影像学研究的结论与对此结论的阐释是否一致，以及该研究是否存在可重复性。Pagenstert 等对 20 例术后难治性足部疼痛患者行 SPECT-CT，评估观察者内相关性和观察者间相关性，并与单纯 SPECT 检查、单纯 CT 检查、非融合 SPECT 以及 CT 扫描研究进行了对比[9]。患者平均年龄为 47 岁（范围：27 ~ 59 岁），其中包括 11 例女性和 9 例男性，观察者之间相关性从高到低依次为：SPECT-CT 为 0.92，SPECT 和 CT 为 0.83，CT 为 0.8，单纯骨扫描为 0.69。独立评估者的观察者内相关性从高到低依次为：SPECT-CT 0.87；CT 0.71；骨扫描 0.66；SPECT 和 CT 0.64。

另一个重要的问题是有效性，即 SPECT-CT 检查是否能够显示研究者真正希望能看到的病变。在临床上多数患者仅表现为疼痛症状，Wiewiorski 等发现，对存在慢性踝关节疼痛症状的患者给予 CT 导引下 SPECT-CT 信号密度最高部位丁哌卡因（1.5% 5ml）注射后，患者疼痛评分值可很快降低超过 50%，这些结果显然表明 SPECT-CT 检查可准确定位引起患者疼痛的病变部位[14]。

在指导治疗策略的制订方面，Leumann 等对 SPECT-CT 和 MRI 在指导诊断明确的距骨 OCD 患者治疗策略制订方面的有效性进行了对比。结果表明，如结合采用这两种检查方法则 52% 的患者治疗方案将会被调整，这些改变主要集中在再生处理方法的选择，如软骨修复[7]。

4.3.2　SPECT-CT 的优点

SPECT-CT 的一个明显的优点在于其是将结构与代谢活动相关的影像数据相结合。如前所述，研究结果表明，这些影像数据有效且可靠。有充分证据表明，即使对解剖结构复杂的足踝部，SPECT-CT 检查也可准确显示引起疼痛症状产生的病变部位。

此外，SPECT-CT 中添加了传统 CT 影像，这有利于临床上治疗策略的制订。虽然 SPECT-CT 并非是距骨骨软骨损伤的首选检查，但对于足踝部慢性复杂损伤、存在症状且无有效治疗方法的患者，行 SPECT-CT 检查是有益的。

SPECT-CT 检查也可用于体内有金属内植物的患者，尤其适用于骨折不愈合、愈合不良或合并周围关节退行性变行再次切开复位、内固定患者术后的评估，SPECT-CT 对于无法行 MRI 检查的患者也是有价值的检查手段。

此外，更重要的是目前 SPECT-CT 检查采用的是成骨细胞特异性示踪剂，未来可能推出其他细胞特异性示踪剂如肌腱细胞示踪剂，其可用于踝关节扭伤后腱骨愈合过程的诊断，此类显影剂也可用于前交叉韧带重建术后或肩袖修复术后的评估。

4.3.3　SPECT-CT 检查的缺点

SPECT-CT 的重要缺点在于检查时的辐射剂量。依据美国放射学会（ACR）指南规定[15]，成人踝关节锝 -99m 骨扫描本身所需有效剂量估计为 1～10mSv，如添加 CT 扫描则需增加辐射剂量。儿童患者的有效剂量范围为 0.3～3mSv[15]。

SPECT-CT 检查还可能存在假阳性结果。关键是应在观察融合、局部影像之前首先观察全身扫描影像，明确观察区域阳性结果是否实际是骨骼系统闪烁剂残留所致。另外，术后骨扫描检查见闪烁剂摄取增加可能是组织生理重塑过程的部分表现。有经验的医师应能够对这些假阳性结果予以鉴别，在阅片时应对患者临床相关信息有全面的了解。

SPECT-CT 检查所需费用较高且对医院设备有一定的要求。目前仅在拥有放射科医师和核医学科专家的大型医院或学术中心中有此检查设备。设备使用及阅片所需费用昂贵，患者在开始检查之前数小时需给予示踪剂，与 MRI 和 CT 检查相比患者的留院时间增加。此外，目前使用的示踪剂被摄取后在特异性空间分辨率方面尚不能达到 CT 检查的水平，且其并非 100% 对成骨细胞敏感，这可能导致 SPECT-CT 难以显示邻近部位损伤病变。

总结

　　临床医师在面对存在慢性踝关节疼痛症状怀疑为胫距关节 OCD 的患者时应如何处理？采用何种影像学检查方法最为有效、患者承受的辐射剂量最小且性价比最高？为对前述各种影像学检查方法进行评估，我们建议参照美国放射医学协会肌骨骼放射医学专家的建议，在 ACR 的网站（ www.acr.org ）列出了各种原因引起的慢性踝关节疼痛症状患者行相关影像学检查的适宜标准[16]。建议首先行传统 X 线检查，如 X 线检查结果为阴性，建议下一步首选行 MRI 检查，其他可选的影像学检查包括 MR 关节造影、CT 关节造影或 CT 检查。在评估 OCD 病变时，我们认为 CT 扫描与 MRI 相比在制订术前计划方面更具优越性。目前仍不建议采用 SPECT-CT 检查，这主要是由于费用昂贵和辐射方面的原因。

（原著者：Mies A. Korteweg, Martin Wiewiorski, Geert J. Streekstra, Klaus Strobel, Victor Valderrabano, Mario Maas ）

参考文献

1. van Bergen CJA, Tuijthof GJM, Blankevoort L, Maas M, Kerkhoffs GM, van Dijk CN. Computed tomography of the ankle in full plantar flexion: a reliable method for preoperative planning of arthroscopic access to osteochondral defects of the talus. Arthroscopy. 2012;288:985–92.
2. Berndt AL, Harty M. Transchondral fractures (osteochondritis dissecans) of the talus. J Bone Joint Surg Am. 1959;41–A:988–1020.
3. Biswas D, Bible JE, Bohan M, Simpson AK, Whang PG, Grauer JN. Radiation exposure from musculoskeletal computerized tomographic scans. J Bone Joint Surg Am. 2009;91:1882–9.
4. El-Khoury GY, Alliman KJ, Lundberg HJ, Rudert MJ, Brown TD, Saltzman CL. Cartilage thickness in cadaveric ankles: measurement with double contrast multi-detector row CT arthrography versus MR imaging. Radiology. 2004;233:768–73.
5. Ferkel RD, Sgaglione NA, Del Pixxo W. Arthroscopic treatment of osteochondral lesions of the talus: technique and results. Orthop Trans. 1990;14:172.
6. Ferkel RD, Van Dijk CN, Younger A. Osteochondral lesions of the talus: current treatment dilemmas. Instructional course lectures. 2013; Unpublished paper presented at the American Association of Orthopaedic Surgeons annual meeting 2013, Chicago, Illinois, USA.
7. Leumann A, Valderrabano V, PLaass C, Rasch H, Studler U, Hintermann B, Pagenstert GI. A novel imaging method for osteochondral lesions of the talus- comparison of SPECT-CT with MRI. Am J Sports Med. 2011;39:1095–101.
8. Loomer R, Fisher C, Lloyd-Smith R, Sisler J, Cooner T. Osteochondral lesions of the talus. Am J Sports Med. 1993;21:13–9.
9. Pagenstert GI, Barg A, Leumann AG, Rasch H, Müller-Brand J, Hintermann B, Valderrabano V. SPECT-CT imaging in degenerative joint disease of the foot and ankle. J Bone Joint Surg Br. 2009;91:1191–6.
10. Schmid MR, Pfirrmann CWA, Hodler J, Vienne P, Zanetti M. Cartilage lesions in the ankle joint: comparison of MR arthrography and CT arthrography. Skeletal Radiol. 2003;32:259–65.
11. Sijbrandij ES, van Gils APG, Louwerens JW, de Lange EE. Posttraumatic subchondral bone contusions and fractures of the talotibial joint: occurrence of "kissing" lesions. AJR Am J Roentgenol. 2000;175:1007–10.
12. Stone JW. Osteochondral lesions of the talar dome. J Am Ac Orthop Surg. 1996;4:63–73.
13. Verhagen RAW, Maas M, Dijkgraaf MGW, Tol JL, Krips R, van Dijk CN. Prospective study on diagnostic strategies in osteochondral lesions of the talus: is MRI superior to helical CT? J Bone Joint Surg Br. 2005;87-B:41–6.
14. Wiewiorski M, Pagenstert G, Rasch H, Jacob AL, Valderrabano V. Pain in osteochondral lesions. Foot Ankle Int. 2011;4:92–9.
15. www.acr.org/media/ACR/Documents/AppCriteria/Diagnostic/ChronicAnklePain.pdf.16.
16. Zinman C, Wolfson N, Reis ND. Osteochondritis of the dome of the talus. J Bone Joint Surg Am. 1988;70:1017–9.

第5章 距骨骨软骨损伤的关节镜诊断

要点

- 骨软骨损伤的关节镜下分级可采用 Ferkel 分级或国际软骨修复学会（International Cartilage Repair Society, ICRS）分级系统
- CT、MRI 和关节镜在诊断骨软骨损伤方面的敏感性和特异性均较高
- 关节镜探查的优点在于可在直视下确认骨软骨病变
- X 线、CT 和 MRI 检查结果阴性并不能排除骨软骨损伤
- 对骨软骨损伤特征的描述应包括部位、大小、深度、稳定性、是否移位、受累范围和损伤类型

5.1 引言

距骨骨软骨损伤可能是导致患者踝关节长期不适的原因。尽管有深入的研究结果表明 MRI 和 CT 诊断距骨骨软骨损伤具有较高的敏感性和特异性，但即使是上述检查为阴性结果也不能完全排除骨软骨损伤（osteochondral defects, OCD）[13, 25]。如患者行影像学检查为阴性结果但症状持续存在，则应行踝关节镜探查以明确诊断。随着关节镜器械及技术的不断改进，踝关节镜已成为诊断及治疗骨软骨损伤非常有效的工具。

更重要的是，关节镜下处理骨软骨损伤可避免为显露踝关节而进行的关节切开和截骨所造成的损伤。

5.2 分级

以影像学研究为基础的 OCD 分级系统有很多，如 Berndt 和 Harty 的 X 线分级系统[2]、Hepple 和 Anderson 的 MRI 分级系统[11]以及 Ferkel 和 Sgaglione 的 CT 分级系统[7]，Pritsch 等首先提出了以关节软骨镜下表现为基础的分级系统[20]，其分级系统如下：

- Ⅰ级：表面光滑、完整，具有弹性的软骨
- Ⅱ级：软骨表面完整，但较软
- Ⅲ级：软骨磨损

1995 年 Ferkel 和 Cheng 对此分级系统进行了补充，增加了软骨软化和移位的骨软骨损伤类型[8]（图 5.1 和图 5.2）：

A 级：软骨表面光滑、完整但变软
B 级：软骨表面粗糙
C 级：软骨纤维化或有裂隙
D 级：软骨瓣状损伤或露出软骨下骨
E 级：松动但无移位的骨软骨块
F 级：骨软骨块移位

1999 年 Taranow 等利用术前 MRI 检查及关节镜探查所见两个方法对距骨 OCD 进行了分级[26]。

除距骨损伤的分级系统以外，国际软骨修复学会（ICRS）提出了以损伤深度和面积

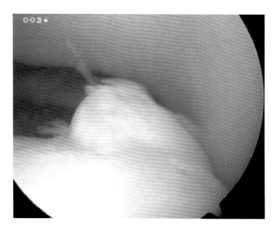

图 5.1 右踝距骨穹窿内侧 D 级骨软骨损伤镜下观

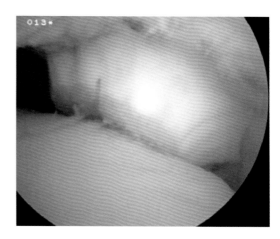

图 5.2 右踝距骨穹窿内侧 F 级骨软骨损伤镜下观

为基础的软骨损伤评估分级系统[3]（图 5.3）：

- 0 级：正常软骨
- 1 级：浅表损伤伴凹陷软化和（或）浅表裂隙
- 2 级：异常软骨、损伤累及软骨厚度 < 50%
- 3 级：明显异常软骨、损伤累及软骨厚度 > 50%，又分为以下 4 个亚级：

- -3a：病变未延伸至钙化层
- -3b：病变延伸至钙化层
- -3c：病变至软骨下骨层，但并未穿透软骨下骨板
- -3d：软骨剥脱 "起泡样" 改变
- 4 级：软骨全层均不正常
- -4a：部分病变穿透至软骨下骨
- -4b：病变全部穿透软骨下骨

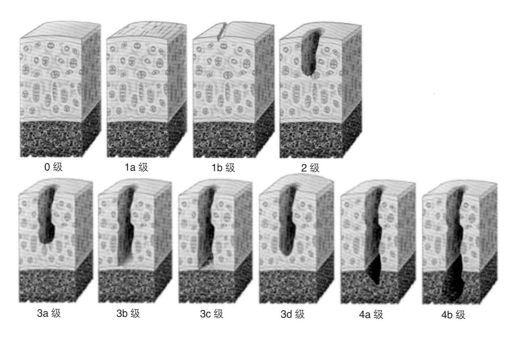

0 级　　1a 级　　1b 级　　2 级

3a 级　　3b 级　　3c 级　　3d 级　　4a 级　　4b 级

图 5.3 ICRS 软骨损伤分级系统

5.3　影像学诊断与关节镜探查的比较

在临床上对疑似 OCD 的患者经全面体格检查和常规 X 线检查后，医生需结合多种因素决定是否进一步行 MRI 或 CT 检查。但何种影像学检查最适于对 OCD 进行评估，目前仍存在争议。Verhagen 等对 MRI、CT 和关节镜探查在诊断 OCD 方面的有效性进行了研究[29]。结果表明，尽管这三种方法都优于单独的体格检查和 X 线摄片检查，但在诊断 OCD 方面，它们之间无显著性差异。在此研究中，关节镜探查在诊断 OCD 方面的敏感性和特异性分别为 100% 和 97%，MRI 为 96% 和 96%，CT 为 81% 和 99%。

以往曾有学者对 MRI 和关节镜下探查在诊断距骨骨软骨损伤方面的有效性进行了比较[13]。当 MRI 与关节镜探查结果不相符时，通常是 MRI 夸大了损伤严重程度，尤其是对于软骨下骨髓水肿[13, 16]。此外，MRI 更易于显示软骨下改变而不易显示浅表损伤，这可能导致表面损伤的漏诊[24]。

与 MRI 相反，关节镜探查的优点在于可直接观察和确认表面 OCD。而其缺点在于不能发现表面完整的软骨下损伤[15]。

O'Neill 等评估了放射科医生和骨科医生对踝关节不稳定的 MRI 读片准确性[18]，将医生的术前 MRI 读片结果与术中探查所见进行对比。有趣的是放射科医生和骨科手术医生在术前分别仅能发现 39% 和 45% 的软骨损伤。另一项研究结果表明，通过 MRI 诊断软骨损伤的漏诊率为 38%。

上述研究对术前 MRI 评估软骨损伤的准确性提出了质疑。O'Neill 等指出，几乎所有被漏诊的软骨损伤为软骨全层损伤、需行微骨折处理，但并非都是巨大的或较深的损伤。这再次说明，与其他关节如膝关节相

比踝关节软骨层较薄，因此其表层软骨损伤往往难以被发现[23]。研究认为导致这些困难的原因是由于检查时患者处于较低的磁场环境[12, 17, 25]、患者体位摆放差异[22]、放射科医师的检查技巧差异[18] 以及扫描序列差异[9, 19, 21]。由于缺乏精通骨科专业的放射科医生或没有 1.5/3.0 T MRI 设备，普通骨科医院经常面对这些问题，从而造成了距骨骨软骨损伤的漏诊。

以往，学者对于对诊断不明确的患者行诊断性踝关节探查的意义存在疑问[27, 28]。然而 O'Neill、Van Aman 和 Guyton 的研究显示，如仅依靠 MRI 检查明确 OCD 诊断也存在一定的困难。这些学者建议无法获得肌肉骨骼系统放射科医生协助或无强力磁场扫描设备进行不同序列的扫描检查时，可以进行关节镜探查以明确诊断 OCD。如果临床上高度怀疑为 OCD，尤其是对于考虑行改良 Brostrom 式处理踝关节不稳定的患者，可行诊断性踝关节镜探查并在术中对病变予以处理。

5.4　骨软骨损伤行诊断性关节镜探查的适应证和禁忌证

Ferkel 和 Hommen 医生指出，"足踝部关节镜探查可直接观察和评估关节软骨和软组织病变"[6]。对于高度可疑 OCD 而影像学表现为阴性的患者，如已决定对其他病变行手术处理，则应同时行踝关节镜探查，以明确 OCD 的诊断并进行治疗。导致 OCD 的病因有很多，如剧烈创伤、反复细微创伤、踝关节不稳定及自发性距骨缺血坏死。如前所述，O'Neill 等发现踝关节不稳定患者合并的软骨损伤中仅 39% 可通过 MRI 检查发现[18]。

诊断性踝关节镜手术的禁忌证包括局部

软组织感染，其可能导致术后感染向关节内扩散；以及严重的踝关节退行性变，此类患者关节屈伸活动明显受限，关节牵引后也无法显露视野[6]。

5.5 距骨骨软骨损伤的关节镜评估

术者应在关节镜下系统地仔细探查以明确是否存在踝关节软骨损伤。这样记录下来的镜下探查结果具有可重复性，并有利于发现任何潜在的关节内病变，也有利于提高针对踝关节镜手术患者的临床研究的质量。踝关节镜下系统的21点探查可防止病变被遗漏[5]。21点镜下探查法包括以下三个步骤：①踝关节前方8个位点探查；②踝关节中部6个位点探查；③踝关节后方7个位点探查（表5.1）。踝关节前方8个位点包括三角韧带、内侧沟、距骨内侧、距骨中部、距骨外侧、距腓关节面（距骨、胫骨和腓骨关节面的交界部）、外侧沟和前侧沟。在术中将关节镜穿过Harty切迹后可探查踝关节中部6个位点，Harty切迹为胫骨远端前内侧突起解剖结构，中部6个位点包括胫距关节内侧中部、胫距关节中部、胫距关节外侧、姆长屈肌关节囊反折部、胫腓横韧带和下胫腓联合后韧带。踝关节后方7个探查位点包括：内侧沟、距骨内侧、距骨中部、距骨外侧、距腓关节面、外侧沟和后侧沟。通常在术中结合使用前内侧、前外侧和后外侧入路可良好显示整个关节内部结构。

将探钩经操作入路探查OCD并记录其特征，记录的基本内容包括病变部位、大小和深度。应同时记录OCD在矢状面（前方、中部或后方）和冠状面（外侧、中间或内侧）上的位置。病变大小的描述同样具有重要意义，≥1.5cm²的病变在修复术后的失败率较高[4, 10, 14, 15]。软骨损伤的深度主要确定OCD

是否仅累及软骨表面、是否同时累及软骨和软骨下骨、是否存在软骨下骨缺损而表面软骨完整，抑或是否存在大于7mm的囊变[5]。浅表的软骨损伤可再根据软骨表面是否变软、是否存在纤维样变或裂隙、是否存在瓣状撕裂或软骨下骨显露等进一步明确损伤的特征[7]。也可应用ICRS分级系统对损伤深度进行评估[3]（图5.4～图5.9）。

此外，OCD的以下特征也应描述：病变稳定、不稳定或移位。病变为包涵型，或肩部非包涵型。

最后，要对OCD病变周围区域情况予以描述，尽管ICRS分级系统中3d级损伤即为软骨表面"起泡"表现，我们发现ICRS

表5.1 踝关节镜探查的21个位置点[5]

部位	探查位置点
踝关节前方	1 三角韧带
	2 内侧沟
	3 距骨内侧
	4 距骨中部
	5 距骨外侧
	6 距腓关节（距骨、胫骨和腓骨关节面的交界部）
	7 外侧沟
	8 前侧沟
踝关节中部	9 胫距关节内侧中部
	10 胫距关节中部
	11 胫距关节外侧
	12 姆长屈肌关节囊反折部
	13 胫腓横韧带
	14 下胫腓联合后韧带
踝关节后方	15 内侧沟
	16 距骨内侧
	17 距骨中部
	18 距骨外侧
	19 距腓关节面
	20 外侧沟
	21 后侧沟、姆长屈肌

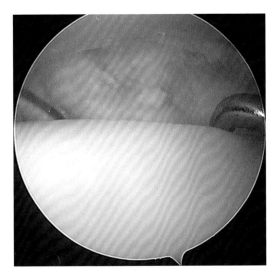

图 5.4　距骨穹窿无软骨损伤

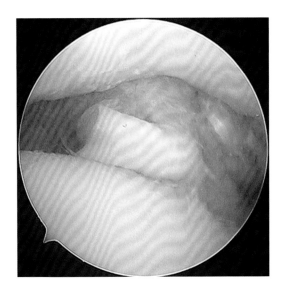

图 5.6　软骨损伤伴巨大浅表软骨瓣状撕裂及基底部裂缝

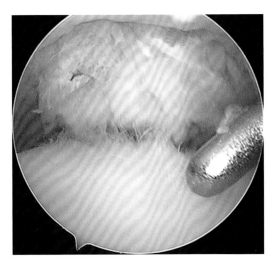

图 5.5　OCD 表现为软骨表面毛糙，为 ICRS 2 级改变

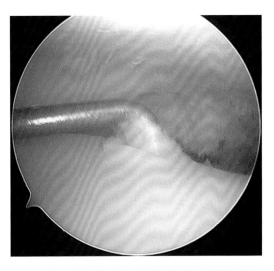

图 5.7　软骨损伤伴小的浅层软骨瓣状剥脱及裂隙

其他级别病变邻近区域软骨改变程度各不相同，有必要对其进行详细描述。我们运用罗马数字对病变周围区域病变进行分级：Ⅰ级，软骨面鼓起和增厚但无剥离；Ⅱ级，软骨面鼓起、变脆，与软骨下骨存在松散连接；Ⅲ级，完全剥离（图 5.10、图 5.11 和图 5.12）。对这些病变特性的明确有助于干预决策的制订（表 5.2）。

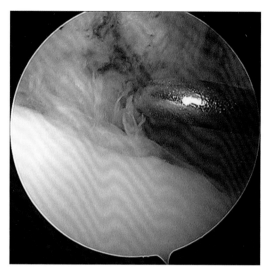

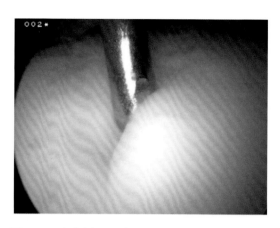

图 5.10　病变周围区域 I 级损伤：软骨层"起泡样"改变伴增厚

图 5.8　全层受累的 ICRS 4 级、非包涵型距骨肩部软骨损伤

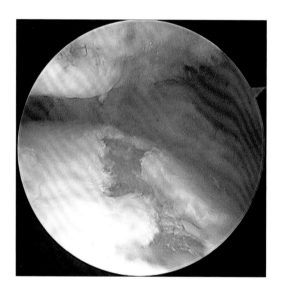

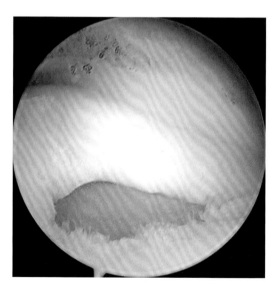

图 5.9　距骨穹窿前方自内侧向外侧横行的全层受累的 4 级骨软骨损伤

图 5.11　病变周围区域 II 级损伤：软骨鼓起，与软骨下骨存在松散、脆弱的连接

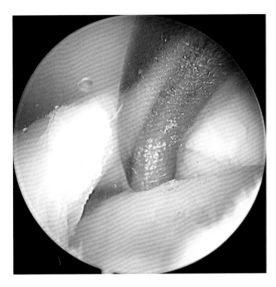

图 5.12　病变周围区域Ⅲ级损伤：软骨完全剥离

表 5.2　关节镜下骨软骨损伤的特征描述

1. 部位
   （a）矢状面
       （ⅰ）前方
       （ⅱ）中部
       （ⅲ）后方
   （b）冠状面
       （ⅰ）外侧
       （ⅱ）中间
       （ⅲ）内侧

2. 大小
   （a）<1.5cm² 或最大直径 <15mm
   （b）≥1.5cm² 或最大直径 ≥15mm

3. 深度
   （a）浅层损伤仅累及关节软骨
       （ⅰ）表面是否变软或"起泡样"改变
       （ⅱ）表面是否粗糙
       （ⅲ）是否存在纤维样变或裂隙
   （b）损伤是否累及软骨和软骨下骨
   （c）软骨下骨损伤而表层软骨完整
   （d）囊性病变 >7mm
   （e）ICRS 分级

4. 损伤稳定性
   （a）稳定
   （b）不稳定

5. 骨软骨片移位
   （a）无移位
   （b）移位

6. 病变的受累范围
   （a）包涵型
   （b）肩部非包涵型

7. 周围区域病变分级
   （a）Ⅰ级：软骨层"起泡样"改变伴增厚
   （b）Ⅱ级：软骨鼓起，与软骨下骨存在松散连接
   （c）Ⅲ级：完全剥离

（原著者：David E. Oji, David A. McCall, Lew C.
Schon, Richard D. Ferkel）

总结

对于疑似骨软骨损伤的病例在临床上应结合 X 线、MRI 和（或）CT 扫描检查以明确诊断。但在临床上并非所有检查，尤其是 MRI 检查，都具有相同质量。对于高度怀疑骨软骨损伤而影像学检查结果为阴性的患者，进行诊断性关节镜检查可明确诊断。在镜下评估骨软骨损伤时，重要的是对骨软骨损伤的类型、部位、大小、深度、移位程度、稳定性及受累范围等病变特征进行详细描述。所有这些病变特征会辅助指导外科手术方法的选择，并有助于判断预后。

参考文献

1. Anderson IF, Crichton KJ, Grattan-Smith T, Cooper RA, Brazier D. Osteochondral fractures of the dome of the talus. J Bone Joint Surg Am. 1989;71: 1143–52.

2. Berndt AL, Harty M. Transchondral fractures (osteochondritis dissecans) of the talus. J Bone Joint Surg Am. 1959;41-A:988–1020.

3. Brittberg M, Winalski CS. Evaluation of cartilage injuries and repair. J Bone Joint Surg Am. 2003;85-A

Suppl 2:58–69.

4. Choi WJ, Park KK. Osteochondral lesions of the talus: is there a critical defect size for poor outcome. Am J Sports Med. 2009;37(10):1974–80.

5. Ferkel RD. Arthroscopic surgery: foot and ankle. Philadelphia: JB Lippincott; 1996.

6. Ferkel RD, Hommen J. editors. Arthroscopy of the foot and ankle. In: Coughlin MJ, Mann RA, Saltzman CL editors. Surgery of the foot and ankle. 8th ed. Mosby: Philadelphia; 2007. p. 1641–726.

7. Ferkel RD, Sgaglione N, DelPizzo W. Arthroscopic treatment of osteochondral lesions of the talus: long-term results. Orthop Trans. 1990;14:172–3.

8. Ferkel RD, Zanotti RM, Komenda GA. Arthroscopic treatment of chronic osteochondral lesions of the talus: long term results. Am J Sports Med. 2008;36(9): 1750–2.

9. Friemert B. Diagnosis of chondral lesions of the knee joint: can MRI replace arthroscopy? A prospective study. Knee Surg Sports Traumatol Arthrosc. 2004;12(1):58–64.

10. Giannini S, Vannini F. Operative treatment of osteochondral lesions of the talar dome: current concepts review. Foot Ankle Int. 2004;25(3):168–75.

11. Hepple S, Winson IG, Glew D. Osteochondral lesions of the talus: a revised classification. Foot Ankle Int. 1999;20(12):789–93.

12. Kuikka PI. Sensitivity of routine 1.0-Tesla magnetic resonance imaging versus arthroscopy as gold standard in fresh traumatic chondral lesions of the knee in young adults. Arthroscopy. 2006;22(10):1033–9.

13. Lee KB. A comparison of arthroscopic and MRI findings in staging of osteochondral lesions of the talus. Knee Surg Sports Traumatol Arthrosc. 2008;16(11):1047–51.

14. Lee KB, Bai LB. Second-look arthroscopic findings and clinical outcomes after microfracture for osteochondral lesions of the talus. Am J Sports Med. 2009;37(10):63–70.

15. McGahan PJ, Pinney SJ. Current concept review: osteochondral lesions of the talus. Foot Ankle Int. 2010;31(1):90–101.

16. Mintz DN. Osteochondral lesions of the talus: a new magnetic resonance grading system with arthroscopic correlation. Arthroscopy. 2003;19(4):353–9.

17. Mori R. Clinical significance of magnetic resonance imaging (MRI) for focal chondral lesions. Magn Reson Imaging. 1999;17(8):1135–40.

18. O'Neill PJ, Van Aman SE, Guyton GP. Is MRI adequate to detect lesions in patients with ankle instability? Clin Orthop Relat Res. 2010;468(4):1115–9.

19. Potter HG. Magnetic resonance imaging of articular cartilage in the knee. An evaluation with use of fast-spin-echo imaging. J Bone Joint Surg Am. 1998;80(9):1276–84.

20. Pritsch M, Horoshovski H, Farine I. Arthroscopic treatment of osteochondral lesions of the talus. J Bone Joint Surg Am. 1986;68(6):862–5.

21. Recht MP. Abnormalities of articular cartilage in the knee: analysis of available MR techniques. Radiology. 1993;187(2):473–8.

22. Schneck CD. MR imaging of the most commonly injured ankle ligaments. Part I. Normal anatomy. Radiology. 1992;184(2):499–506.

23. Sugimoto K. Cartilage thickness of the talar dome. Arthroscopy. 2005;21(4):401–4.

24. Takao M. Arthroscopic assessment for intra-articular disorders in residual ankle disability after sprain. Am J Sports Med. 2005;33(5):686–92.

25. Tan TC. MR imaging of articular cartilage in the ankle: comparison of available imaging sequences and methods of measurement in cadavers. Skeletal Radiol. 1996;25(8):749–55.

26. Taranow WS, Bisignani GA, Towers JD, et al. Retrograde drilling of osteochondral fragments of the talar dome. Foot Ankle Int. 1999;20:474–80.

27. van Dijk CN, Scholte D. Arthroscopy of the ankle joint. Arthroscopy. 1997;13(1):90–6.

28. van Dijk CN, Verhagen RA, Tol JL. Arthroscopy for problems after ankle fracture. J Bone Joint Surg Br. 1997;79(2):280–4.

29. Verhagen RA. Prospective study on diagnostic strategies in osteochondral lesions of the talus. Is MRI superior to helical CT? J Bone Joint Surg Br. 2005;87(1):41–6.

第6章 距骨骨软骨损伤术前计划

要点

• 根据选择术式的不同，术前计划也各不相同；反之，术式的选择也取决于术前计划

• 术前计划包括体格检查、标准 X 线摄片检查、CT 扫描检查、MRI 检查、跖屈位 CT 扫描检查，有些患者尚需行 3D CT 重建

6.1 引言

距骨骨软骨损伤（OCD）的手术处理方法有很多[14]，每种术式有其手术指征[11]。病灶清理和骨髓刺激术是直径小于 15mm 的原发性损伤的首选处理方式。巨大囊性损伤可给予逆行钻孔处理。较大的骨软骨块通常见于外伤后，应进行骨软骨块复位内固定术。二次手术可行自体骨软骨移植（osteochondral autograft transfer，OATS）、HemiCAP 假体植入和自体软骨细胞移植（autologous chondrocyte implantation，ACI）。如存在力线不正，可行跟骨滑动截骨。每种手术开始之前都需要进行仔细的术前计划。

6.2 手术方式

处理方式的不同主要取决于损伤大小和部位、患者年龄、踝关节力线等情况，原发性和继发性损伤的手术方式也不相同。

• 损伤大小：如损伤直径小于 15mm，则首选的处理方式是骨髓刺激术，对继发性损伤也可考虑选择此处理方法。如为巨大的原发损伤，可考虑行内固定或逆行钻孔处理。对于继发性损伤可根据损伤位置、术者经验和擅长的术式行 OATS、HemiCAP 假体植入、异体骨软骨移植或自体软骨细胞移植术。上述这些术式都有其优点和缺点。

• 患者年龄：对于骨髓刺激术，年龄越大效果相对较差。青少年患者通常建议给予较为保守的治疗方法，如行手术治疗，首先考虑是否可行骨软骨块原位固定术。

• 力线：如患者存在力线不正，应考虑行跟骨滑动截骨矫正力线。通常这不是首选术式。

• 原发性或继发性损伤：原发性损伤通常行骨髓刺激术，如为巨大骨软骨块或年轻患者可给予原位固定处理。巨大囊性病变可考虑行逆向钻孔术。二次手术时如损伤直径小于 15mm 可给予骨髓刺激

处理,此外也可选择行 OATS、HemiCAP 假体植入、异体骨软骨移植或 ACI 术式。

6.3 术前计划

如果骨软骨损伤诊断明确,且经保守治疗无效,已决定行手术治疗,则需开始术前准备工作。首先是询问病史、进行体格检查[7]。在体格检查方面重要的是明确患者踝关节的屈伸活动范围。将踝关节置于跖屈位,病变会前移。如踝关节跖屈活动正常,90%~95% 的距骨 OCD 可经前方关节镜入路处理。在术中被动跖屈踝关节,可显露距骨穹窿前方或中部 1/3 位置的病灶。在术中也可选择软组织牵开的方法替代被动跖屈显露病灶。一些医生更喜欢同时采用被动跖屈和软组织牵开两种方法显露病灶。踝关节稳定性评估也十分重要。如前抽屉试验轻度至中度阳性,则经前方入路显示病变较为容易。需在术前测量跟骨角明确踝关节及后足力线是否正常[9]。单纯依靠标准 X 线检查通常不足以完成术前计划的制订,多层螺旋 CT 扫描和 MRI 检查在明确距骨骨软骨损伤方面都具有更高的准确性[13]。在进行术前准备时,学者们更趋向于利用 CT 扫描进行评估,因其可显示损伤的确切位置和大小[2]。为明确跖屈位下经前方镜下入路是否能探及病灶,必要时可行极度跖屈位 CT 扫描(仅需行矢状面重建)[12]。图 6.1 为距骨骨软骨损伤术前计划流程图。

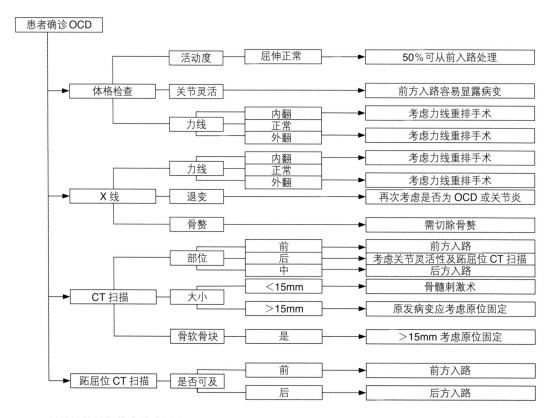

图 6.1 距骨骨软骨损伤术前计划流程图

6.3.1 骨髓刺激术（BMS）

在体格检查时，应特别注意测量踝关节活动度（背伸和跖屈活动，尤其是跖屈活动范围）及踝关节松弛度以决定术中如何显露病灶。如跖屈活动正常，则 90%～95% 的病例经前方关节镜入路可显示损伤，附加极度跖屈位 CT 扫描可明确在经前方关节镜下入路显示损伤过程中是否需要固定牵引或是否需要采用后方入路显露病灶。

6.3.2 原位固定

对于青少年急性或亚急性病变或其他原发性损伤患者，如骨折片达 15mm 或更大则应考虑给予原位固定处理[10]。此类患者术前准备包括 CT 检查以明确损伤部位，术前手术入路的确定及对于原位固定物的选择（如螺钉、可吸收内固定物或纤维素胶）十分重要[3, 4, 8]。很多内侧损伤可行踝关节前方切开显露。如怀疑显露困难，我们建议行术前被动跖屈位 CT 扫描及矢状面重建。如结果提示病变的前 50% 位于胫骨远端前方，则可经踝关节前方入路显露。如病变更靠近后方，则需要行内踝截骨显露病灶。对于外侧损伤，则需行腓骨斜行截骨以显露后方病变。某些情况下标准的前外侧切口往往可以充分显露病变部位[5, 6]。很多患者需剥离距腓前韧带（和跟腓韧带）后将距骨向前方脱位以显露病灶，行骨软骨块内固定后需重建上述韧带结构。

6.3.3 跟骨滑动截骨

术前准备过程中最重要的是经体格检查、标准负重位 X 线检查及力线测量明确踝关节力线异常的程度。通常可通过 5～10mm 的跟骨滑动截骨矫正畸形。

6.3.4 内植物：HemiCAP、自体骨软骨移植（OATS）和同种异体骨软骨移植

在制订术前计划时最好行 CT 扫描检查，因其可准确显露病灶位置及病变大小[2]。CT 扫描可明确病变大小和病变部位，3D 重建可明确距骨表面弧度。对于 OATS 术式而言，应注意观察同侧膝关节是否存在任何病变。同种异体骨软骨移植物在术前应行匹配检查，而金属内植物及 OATS 移植物的匹配度可在术中检查证实。

6.3.5 自体软骨细胞移植（ACI）

经术前 CT 扫描评估损伤大小和部位，适宜行 ACI 处理的通常为局灶性、包涵型且直径大于 1.5cm 或面积大于 $1cm^2$ 的病变[7]。应在术前行 X 线检查和 CT 扫描检查明确是否存在 ACI 的手术禁忌证[包括双极损伤（对吻损伤）]和关节弥漫性退行性变。术前应行适宜的体格检查明确是否存在骨性力线不正或韧带不稳定，这些病变应在手术同时一并矫正[1]。术前准备时应注意供体软骨细胞获取区域软骨应正常且位于关节负重面之外。此技术应包括两个步骤：首先在镜下获取软骨细胞进行体外培养，然后再行二次手术将培养后的软骨植入缺损区。

6.3.6 逆行钻孔

对原发 OCD 患者，如关节软骨基本完整伴较大的软骨下骨囊肿形成，或术前 CT

扫描确定病变部位无法经常规前外侧和前内侧入路显露，则可行逆行钻孔处理。内侧损伤可经跗骨窦逆行钻孔，而外侧损伤可经前内侧逆行钻孔到达囊肿病变部位。

总结

在明确诊断后，应确定如何处理距骨骨软骨损伤。如非手术治疗无效，则有几种术式可供选择。不同术式的术前计划各不相同，术前计划也可对术式的选择产生影响。术前计划包括体格检查、标准 X 线摄片检查、CT 扫描、MRI 扫描、跖屈位 CT 扫描检查，有些患者尚需行 3D CT 重建。

（原著者：Inge C. M. van Eekeren, Arthur J. Kievit,

C. Niek van Dijk）

参考文献

1. Bazaz R, Ferkel RD. Treatment of osteochondral lesions of the talus with autologous chondrocyte implantation. Tech Foot Ankle Surg. 2004;3:45–52.
2. Gomoll AH, Madry H, Knutsen G, van Dijk N, Seil R, Brittberg M, et al. The subchondral bone in articular cartilage repair: current problems in the surgical management. Knee Surg Sports Traumatol Arthrosc. 2010;18:434–47.
3. Kumai T, Takakura Y, Kitada C, Tanaka Y, Hayashi K. Fixation of osteochondral lesions of the talus using cortical bone pegs. J Bone Joint Surg Br. 2002;84:369–74.
4. Mallon WJ, Wombwell JH, Nunley JA. Intra-articular talar fractures: repair using the Herbert bone screw. Foot Ankle. 1989;10:88–92.
5. Muir D, Saltzman CL, Tochigi Y, Amendola N. Talar dome access for osteochondral lesions. Am J Sports Med. 2006;34:1457–63.
6. Navid DO, Myerson MS. Approach alternatives for treatment of osteochondral lesions of the talus. Foot Ankle Clin. 2002;7:635–49.
7. Reilingh ML, van Bergen CJ, van Dijk CN. Diagnosis and treatment of osteochondral defects of the ankle. South Afr Orthop J. 2009;8:44–50.
8. Shea MP, Manoli A. Osteochondral lesions of the talar dome. Foot Ankle. 1993;14:48–55.
9. Stiehl JB, Inman V. In: Stiehl JB, editor. Inman's joints of the ankle. 2 ed. Baltimore: Williams & Wilkins; 1999.
10. Stone JW. Osteochondral lesions of the talar dome. J Am Acad Orthop Surg. 1996;4:63–73.
11. van Bergen CJ, de Leeuw PA, van Dijk CN. Treatment of osteochondral defects of the talus. Rev Chir Orthop Reparatrice Appar Mot. 2008;94:398–408.
12. van Bergen CJ, Tuijthof GJ, Blankevoort L, Maas M, Kerkhoffs GM, van Dijk CN. Computed tomography of the ankle in full plantar flexion: a reliable method for preoperative planning of arthroscopic access to osteochondral defects of the talus. Arthroscopy. 2012;28:985–92.
13. Verhagen RA, Maas M, Dijkgraaf MG, Tol JL, Krips R, van Dijk CN. Prospective study on diagnostic strategies in osteochondral lesions of the talus. Is MRI superior to helical CT? J Bone Joint Surg Br. 2005;87:41–6.
14. Zengerink M, Struijs PA, Tol JL, van Dijk CN. Treatment of osteochondral lesions of the talus: a systematic review. Knee Surg Sports Traumatol Arthrosc. 2010;18:238–46.

第 7 章 外侧距骨骨软骨损伤手术及入路

要点：

- 后外侧距骨骨软骨损伤（osteochondral lesions of the talus, OLT）占所有距骨骨软骨损伤的 5%
- 运用目前的关节镜技术即可有效处理绝大多数的后外侧 OLT
- 如后外侧 OLT 行镜下处理后疗效不佳或无法行镜下处理，则需考虑行二次重建手术，包括骨软骨移植、ACI、同种异体幼年关节软骨移植或结构性同种异体移植物移植
- 尽管部分自体软骨细胞移植或同种异体幼年关节软骨移植可在关节镜下操作，但大多数二次重建手术都需要采用以下入路切开显露：①踝关节后外侧切开；②经跟腱显露切口；③踝关节前方或前外侧切开伴 / 不伴韧带松解；④踝关节前方或前外侧切开伴胫骨远端截骨；⑤踝关节前外侧切开伴腓骨远侧截骨

7.1 引言

既往研究认为外侧距骨骨软骨损伤的好发部位为距骨穹窿前外侧[11, 12, 14, 23, 24, 72]，最近的研究则认为外侧 OLT 多见于距骨穹窿外侧中部[19, 43]。Elias 等证实，虽然外侧中部 OLT 远较前外侧或后外侧 OLT 多见，但与其他类型 OLT 相比，后外侧 OLT 的发病率更高，为 5%，是前外侧 OLT 的 2 倍[19]。后外侧 OLT 的受累面积与前外侧 OLT 相比更小，但与外侧中部 OLT 相比则更大。后外侧 OLT 的深度与距骨穹窿其他区域 OLT 相比较浅，但如果从病变深度与距骨体相对高度的比值来看，后外侧病灶深度更深。

OLT 的手术处理方法目前已相对明确，可选的术式包括：

（1）促进纤维软骨形成、无表面重建处理的手术

a.病灶清理（切开或镜下）

b.磨挫关节成形 / 软骨成形（切开或镜下）

c.镜下钻孔

d.微骨折

e.逆行钻孔

（2）表面重建形成透明软骨的手术

a.骨软骨移植

b.（基质诱导的）自体软骨细胞移植

c.同种异体幼年关节软骨碎块移植

d.人工 / 重组表面重建技术

e.结构性同种异体移植物移植

通常，促进纤维软骨形成、无表面重建处理的手术是治疗 OLT 的首选手术治疗方法。然而，有些学者认为非表面重建的手术对某些特定类型的 OLT 效果较差，这些类型的 OLT 包括：

a.巨大的 OLT

b.距骨肩部软骨下结构破坏的 OLT

c. 合并软骨下囊变的 OLT

d. 既往促进纤维软骨形成的手术失败的 OLT

　　此类病变情况下如行表面重建处理则效果更好。

7.2　距骨穹窿后外侧病变的镜下显露

7.2.1　患者仰卧位

　　传统的牵开方法足够显露距骨穹窿大部区域，可使术者经前内侧和前外侧入路进行 OLT 病变清理和微骨折操作。Becher 和 Thermann 曾报道对外侧 OLT 患者成功行关节镜下微骨折处理，但其并未说明外侧 OLT 在矢状面上的具体部位[10]。Ferkel 等对 50 例镜下处理的 OLT 患者行长期随访研究，但该研究并未包括后外侧损伤[23]。但上述学者都认为，经后外侧入路可显露后外侧 OLT[22, 23]。Chuckpaiwong 等认为，外侧 OLT 行微骨折处理后效果较好，但此研究并未以外侧 OLT 在矢状面上的位置为基础对外侧损伤进行区分[15]。

　　通常，运用关节镜技术可处理包括后外侧 OLT 在内的任何部位的 OLT 病变。Feiwell 和 Frey 曾行尸体模型研究，研究中模拟患者仰卧位并采用关节牵开技术，结果表明通过结合前内侧、前外侧和后外侧入路可在镜下显露包括后外侧在内的整个距骨穹窿，并可用软骨刮匙进行操作[20, 21]。研究者提出，单纯通过标准的镜下入路不能充分显露外侧距骨关节面。关节牵开虽有利于踝关节显露及镜下器械操作[20, 21, 23, 44]，但可能会导致牵拉性神经痛，在显露后外侧 OLT 时也可能出现此并发症[16, 17]。

　　在仰卧位下不行关节牵开，经传统前内侧和前外侧入路，即使是在踝关节极度跖屈位下，也仅能处理距骨穹窿外侧前方 48%

的 OLT 病变[75, 76]。Van Bergen 等行极度跖屈位踝关节 CT 扫描研究分析后证实上述观点，并指出，病灶显露与患者踝关节跖屈活动有关而与关节松弛度无关[75]。一些学者建议对距骨穹窿前半部分 OLT 病变行镜下处理，而对距骨穹窿后半部分病变行切开处理[34, 40, 50, 64]。

　　Voto 等建议在术中附加经跟腱后侧入路，此入路安全且利于对距骨穹窿后侧病变的显露和处理操作[78]。自从 Voto 等提出专用的后侧入路以来，有很多学者对镜下踝关节后方的显露方法进行了研究。Maffulli 等提出患者仰卧运用双后内侧入路加传统前方镜下入路的显露方法[5]，认为此入路下操作简单，可有效处理距骨穹窿后方 OLT 病变，且易于掌握。两个文献研究认为患者仰卧位内踝后方（胫骨后肌腱前方）和腓骨后方（腓骨肌腱前方或后方）共轴入路具有很多优点[1, 79]，此种共轴入路避免了神经血管结构损伤的危险，由于操作器械与镜头相对，因此术中的操作空间很大，且术中无需进一步清理踝关节后方韧带结构，术中可良好显露距骨穹窿后外侧并经共轴对侧入路进行操作。

7.2.2　患者俯卧位

　　推崇共轴入路的学者认为采用后内侧和后外侧入路的危险在于：①距离神经血管结构太近；②镜头与操作器械之间的干扰；③为方便踝关节内操作需清理踝关节后方韧带结构。但也有学者报道俯卧位下取后内侧及后外侧入路是安全的[49, 54, 71, 80]。自 van Dijk 等首次提出后，目前学者们已接受患者俯卧位的后内侧及后外侧入路，并认为此技术不仅能够显露及处理踝关节后方及距骨穹窿后外侧病变，而且是安全的[9, 49, 54, 66, 80]。事实上，一些学者认为后方踝关节镜技术的优点在于通过术中重新摆放体位可完成对踝关节前方和后方病变的同时处理。Scholten 和 van Dijk 认为，踝关节后方病变可在患者俯卧下取后侧入路显露，之后将患者置于仰卧位利用前方入路处理踝关节前方病变[67]。Hampton 等最近提出了一项踝关节前方、外侧和后方入路下联合操作改进技术，术中患者置于外侧卧位下行踝关节前方和后方关节镜操作而无需更换体位[39]。为改进踝关节后方及后外侧 OLT 的显露，Beals 等提出了一项踝关节微创牵开技术，该技术被（Beals）成功应用于 14 例患者，在俯卧位进行踝关节后方的镜下操作[9]。

7.3　逆向钻孔

如镜下探查发现术前影像学检查所见的损伤上方的软骨面完整，则可考虑行逆向钻孔（伴或不伴骨移植处理）[73]。距骨穹窿后外侧逆向钻孔的操作较距骨穹窿其他区域损伤更困难，但在大多数情况下操作都可能得以完成，尤其是利用微型定位器辅助定位时。以往也有报道利用计算机导航技术行 OLT 逆向钻孔定位，是 1 例关于内侧距骨穹窿损伤的相关报道。但随着此技术的不断发展，最终也可用于对距骨穹窿后外侧损伤的处理[36, 55]。

7.4　距骨穹窿后外侧的切开（非镜下）显露

7.4.1　概述

关节镜下可安全显露包括后外侧面在内的距骨穹窿各个区域，但并非所有的 OLT 处理操作都可在镜下完成。Schuman 等认为，后方 OLT 可在踝关节极度跖屈位下经

标准前方镜下入路行钻孔处理[68]，但这需要直径较小的钻头，而用于骨软骨移植的较大直径的骨凿无法完成垂直进入病灶。目前推荐的表面软骨重建技术包括骨软骨移植、ACI 和结构性同种异体移植物移植无法在镜下完成，需要行关节切开术。

7.4.2　踝关节切开技术

骨软骨移植、同种异体结构性移植及 ACI 通常需行关节切开显露，行骨软骨移植时需沿与 OLT 病变垂直的方向完成操作。Scranton 等指出所有外侧 OLT 均可沿垂直方向进入病灶，而无需行外踝截骨处理。建议在处理外侧 OLT 时行距腓前韧带松解、造成距骨向前半脱位并跖屈以利于病灶显露，而无需考虑 OLT 在矢状面上的前后位置[69]（图 7.1）。上述这些学者在其研究中并未专门提及后外侧 OLT。Flick 和 Gould 建议在术中可凿削胫骨前内侧天花板以改善内侧距骨穹窿的显露[24]。Assenmacher 等提出了与

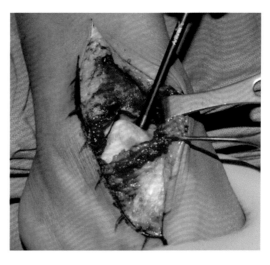

图 7.1　距腓前韧带松解、距骨跖屈及内翻下显露距骨后外侧 OLT，此位置下可垂直达到病灶，进行骨软骨移植

前述操作相类似的显露技术但附加了胫骨天花板有限度的成形术，是指将在冠状面上与OLT病灶相对应的胫骨前缘切除一部分而不破坏胫骨侧关节软骨[7]。Peters 等在最近的一项尸体研究中发现，如行前外侧关节切开并将踝关节置于跖屈位，则外侧距骨穹窿的53% 可充分暴露，以沿垂直方向进行骨软骨移植[59]。当行胫骨远侧前方胫骨天花板成形范围扩大到（10×10×8）mm 时，则在矢状面上可沿垂直方向进行操作的区域增至81%，而可经后侧入路有限显露（非垂直显露）的区域则超过了81%。这些学者认为，外侧距骨穹窿后部11% 完全无法显露。

后外侧入路是经腓骨肌腱和跟腱之间或经腓骨肌腱鞘分离显露，后者需将腓骨肌腱向前方半脱位[47, 50, 56, 70]。术中需注意保护腓肠神经，将其仔细分离后牵向外侧以防止其损伤，将𧿹长屈肌分离并牵向内侧可充分显露距骨穹窿后外侧。将踝关节置于背伸位可明显增加距骨穹窿的显露范围[56]。Kreuz 等运用经腓骨肌腱鞘后外侧入路，将踝关节置于背伸位，可在无需截骨的情况下显露后外侧 OLT 病变，进行骨软骨移植[47]。

Patzkowski 等通过尸体模型研究证实与经跟腱入路相比后外侧入路能更好地显示距骨穹窿后方，尤其是将踝关节置于背伸位时[58]。也有学者认为经跟腱入路与后外侧入路对距骨穹窿后外侧的显露效果相似。虽然这些并非是关于 OLT 手术显露的针对性研究，但结果表明经跟腱入路术中如需垂直方向处理后外侧距骨穹窿病灶则需对腓肠肌和（或）比目鱼肌进行切开分离。

7.4.3　显露后外侧距骨穹窿的广泛切口

有些学者提出行更大程度的胫骨截骨以更进一步显露踝关节后方包括后外侧距骨穹

窿[45, 46, 63, 74]。Sammarco 等提出，行冠状面上与 OLT 位置相对的胫骨前方楔形截骨可沿垂直方向处理距骨穹窿后部，包括距骨后外侧[63]。Kreuz 对此技术进行了改进，术中所取的显露路径相同但截除骨质较少，但其仅介绍了后内侧距骨穹窿的显露技术[45, 46]。Tochigi 等在一篇关于手术技巧的文章中指出，行胫骨天花板前外侧截骨可改善距骨穹窿外侧中部病变的显露，类似于经踝关节前外侧入路将青少年 Tillaux 骨折块翻转[74]。经前方或前外侧入路，用往复摆锯和骨刀自胫骨远端前外侧（位于 Chaput's 结节）截除一块（1×1.5）cm 骨块并将其连同下胫腓联合韧带翻转，处理后外侧 OLT 病灶后复位并使用螺钉固定截骨块。Al-Shaikh 等报道 6 例外侧 OLT 患者中 5 例行前外侧关节切开，可充分暴露病灶，沿垂直方向将骨软骨块植入；而在第 6 例，作者采用外踝截骨的方法显露病灶[4]。但其并未描述外踝截骨的细节。

最近一些研究的热点是如何能够沿垂直方向处理病灶，包括对距骨穹窿外侧病灶的显露问题[25, 53, 62]。Muir 等认为，大约 80%的外侧 OLT 可沿垂直方向处理而无需截骨处理[53]。取第三腓骨肌外侧 6mm 的踝关节前外侧切口，可沿垂直方向分别进入显露矢状面上外侧距骨穹窿的 36%、冠状面上距骨穹窿的 54% 和整个距骨穹窿的 28%。学者们发现与前外侧踝关节切开相比，前外侧截骨可使矢状面上显露面积平均增加 22%；矢状面上距骨穹窿的 62%，冠状面上的 36%，以及整个距骨穹窿的 35% 面积可沿垂直方向显露。后外侧关节切开可分别显露距骨穹窿矢状面的 37%，冠状面的 37% 和整个距骨穹窿的 12%。胫骨前外侧截骨修复后行腓骨截骨的尸体模型研究表明，距骨穹窿矢状面可 100% 显露，冠状面的 52%，以及整个距骨穹窿的 43% 可被显露。

Muir 等对整个距骨穹窿的手术显露进

行了深入的研究，Garras 等对如何沿垂直方向显露后外侧距骨穹窿进行了研究[25]。这些学者经对尸体模型进行研究后发现：行前外侧关节切开及距腓前韧带松解则距骨穹窿外侧矢状面可显露 43%；行胫骨前外侧截骨可显露 68.5%；行腓骨截骨可显露 88%；行腓骨截骨加距腓前韧带松解可显露 91%；行腓骨截骨伴距腓前韧带及跟腓韧带松解则可显露 95%[25]。Rush 等行尸体模型研究后发现，临时性外固定架有创牵引与单纯前外侧关节切开或前外侧胫骨截骨相比能更有效地显示距骨穹窿外侧矢状面及后侧病灶，如同时行前外侧胫骨截骨则可以在最大程度上沿垂直方向进入距骨后外侧穹窿病灶[62]。Ove 等在一项避免外踝血供损害方面的研究中指出，行内踝截骨可完全显露距骨穹窿外侧，但此研究并未考虑到沿垂直方向进入病灶方面的因素[57]。

Ray 和 Coughlin[61] 曾报道运用 Gatellier 提出的腓骨远端截骨术式显露 OLT 后外侧病灶[26]，Ly 和 Fallat[51] 以及 Draper 和 Fallat[18] 也认为此技术可改善术中对距骨后外侧 OLT 病变的显露。这些学者采用腓骨斜行截骨，截骨后形成类似 Weber B 型的踝关节骨折（图 7.2a、b）。截骨自关节线开始向外上方于关节线近侧，2～3cm 穿透腓骨外侧骨皮质，术中需保护下胫腓前联合韧带。截骨端使用踝关节外侧钢板及拉力螺钉固定，为保证解剖对位，在术中应预先钻孔。Hansen[41]、Allen 和 DiGiovanni[6] 提出行腓骨开窗术显露距骨穹窿外侧，此技术是在腓骨上截除 3cm 长的骨栓并将其连同软组织蒂翻向后方，这样即可沿垂直方向进入距骨穹窿外侧，包括后外侧关节面。为翻转腓骨骨栓，术中需松解骨间膜前部和下胫腓前韧带，在完成软骨病灶的处理后，需修复上述韧带结构，并使用钢板固定截骨端；为保证腓骨截骨端解剖对位，需在截骨前预先钻孔，必要时需使用下胫腓联合螺钉固定下胫腓联合韧带。

行自体软骨细胞移植（ACI）时通常需扩大切口，有时需行外侧胫骨远端截骨或腓骨远端截骨[27, 29, 32, 65]。Giannini 等报道 OLT 行 ACI 的远期随访结果良好[27, 29]。作者报道了外侧关节切开、腓骨截骨后行 ACI 治疗外侧 OLT，但这些报道并未说明距骨穹窿外侧损伤在矢状面上的位置以及手术显露的细节。Schneider 等对 5 例外侧 OLT 患者行腓骨截骨后给予 MACI 处理，但其报道中并未说明 OLT 病变在矢状面的确切位置以及如何进行截骨[65]。

结构性同种异体移植物重建通常也需要

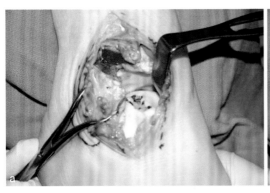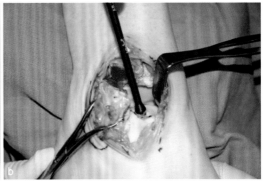

图 7.2 行距腓前韧带松解及腓骨截骨显露后外侧 OLT 病灶以利于术中沿垂直方向完成骨软骨移植操作。（a）距腓前韧带松解及斜行腓骨截骨后病灶显露情况；（b）沿垂直方向测量病灶的大小

广泛的显露。多篇文献报道了使用结构性同种异体移植物移植治疗巨大 OLT[2, 35, 37, 38, 60]。Gross 等的相关报道中仅包括 9 例距骨内侧同种异体移植物重建的病例[37]；Hahn 等的系列报道中包括 3 例距骨外侧同种异体重建的病例，其中 1 例为后外侧 OLT[38]。上述学者采用的是 Hansen、Allen 和 DiGiovanni[6, 41] 提出的腓骨开窗技术。Raikin 曾报道 3 例距骨穹窿外侧同种异体移植物重建病例，其中 2 例采用前方切口显露距骨穹窿外侧病灶，另 1 例行外侧关节切开伴腓骨远端截骨显露病灶[60]。他利用前方切口行半距骨重建（矢状面上整个距骨穹窿被替代、重建），行腓骨截骨以便在处理特殊位置的 OLT 时保护未受累的关节软骨。Raikin 并未专门介绍其特殊的腓骨截骨技术，也未说明这些位于特殊位置的外侧 OLT 是否位于距骨穹窿后外侧。Adams 等曾报道 1 例外侧 OLT 行腓骨远端截骨、结构性同种异体移植物重建病例，但其也未对外侧 OLT 在矢状面的位置及腓骨截骨技术进行详细介绍[2]。Gortz 等

报道的 11 例结构性同种异体移植物重建病例中有 6 例为外侧 OLT[35]，均取踝关节前方切口行大块同种异体移植物重建，术中行关节牵开但未行内外踝截骨（图 7.3a，b）。作者并未详细说明外侧 OLT 在矢状面上的位置。

7.5　无需广泛暴露的现代表面重建技术

Giza 等提出运用基质诱导 ACI（matrix-induced ACI，MACI）治疗 OLT[33]。研究者在初次关节镜下探查 / 清理时从 OLT 病灶边缘获取软骨细胞，将培养后的软骨细胞用胶原膜包埋，最后再二次手术行关节切开将其植入 OLT 病灶。为增加显露范围，学者们建议将踝关节置于跖屈位，并采用如前所述 Assenmacher 等提出的踝穴顶有限成形处理[7]，即移除胫骨前缘而不破坏踝关节胫骨侧关节软骨。学者们提出在采用前外侧

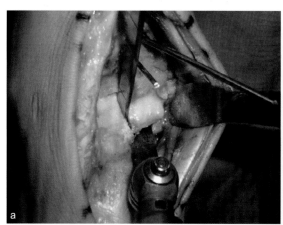
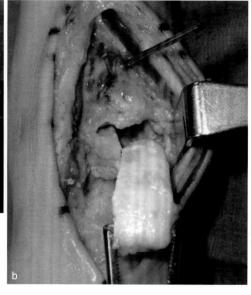

图 7.3　巨大外侧 OLT 病变，行踝关节前方广泛切口显露。（a）微型摆锯截除包括大块 OLT 病变在内的距骨外侧部分；（b）取出距骨外侧部分，包括 OLT 病变

关节切口处理外侧 OLT 时无需行踝关节截骨，但并未说明外侧 OLT 病变在矢状面上的详细位置，以及是否能够处理距骨后外侧病变。

最近的研究显示同种异体幼年关节软骨移植可能成为骨软骨移植和 ACI 的替代方法[3, 13, 42, 48]。同种异体幼年关节软骨移植无需沿垂直方向操作，因此，对于 OLT 初次镜下处理失败者二次手术时所需切口相对较小。

Giannini 等认为关节镜下 ACI 或 MACI 与切开术效果相当[8, 28, 31]。此技术包括一期在关节镜下进行 OLT 病灶探查 / 清理时获取关节软骨、体外培养软骨细胞、培养软骨细胞植入支架，以及二期关节镜下将含有软骨细胞的支架植入 OLT 病灶。但学者们并未介绍此技术用于后外侧 OLT 时的详细情况。

最近，Giannini 等对行骨髓来源细胞移植治疗 OLT 的患者进行为期 4 年的随访研究[30]，为获取骨髓术中将患者置于俯卧位，自髂棘抽吸骨髓后将其与透明质酸或胶原粉末混合，经关节镜下将此"膏样"骨髓混合物填充于经处理的 OLT 病灶，研究中运用此方法处理 9 例外侧 OLT，但并未说明外侧 OLT 在矢状面上的具体位置。

Giannini 等认为，镜下 ACI 和 MACI 手术与切开手术相比创伤较小[30, 31]。Magnan 等在其文章中也指出，运用二期分阶段关节镜下 MACI 技术治疗 OLT 的手术效果良好，此研究中患者采用仰卧位、运用传统关节镜下操作技术[52]。研究者共处理 7 例外侧中部 OLT 患者，但并无后外侧 OLT 病例。早期的临床经验表明，同种异体幼年关节软骨移植可在关节镜下完成操作[48]。Scholten 等认为，踝关节后方入路关节镜下手术与切开手术相比能更有效地显露踝关节后方，并且患者术后恢复更快[66]。根据踝关节后方入路关节镜下手术操作的临床经验，可以认为后外侧 OLT 行 ACI、MACI、骨髓来源细胞移

植和同种异体幼年关节软骨移植处理可在关节镜下经踝关节后方入路完成显露及操作。后方关节镜技术尤其适于行骨髓来源细胞移植，而 Giannini 等也曾报道在俯卧位下抽取骨髓后将患者置于仰卧位，关节镜下经传统前方入路将细胞植入病变部位[31]。

总结

后外侧 OLT 约占所有 OLT 的 5%，运用目前的关节镜技术完成对此类病变的处理并不困难。如后外侧 OLT 行关节镜下处理后效果不佳或无法行关节镜下处理，则可考虑行关节表面重建处理，包括骨软骨移植、ACI、同种异体幼年关节软骨移植或结构性同种异体移植物移植。虽然自体软骨细胞移植或同种异体幼年关节软骨移植可经关节镜完成操作，但大多数关节表面重建手术都需要采用以下入路切开显露：①踝关节后外侧切开；②经跟腱显露切口；③踝关节前方或前外侧切开伴或不伴韧带松解；④踝关节前方或前外侧切开伴胫骨远端前外侧截骨；⑤踝关节前外侧切开伴腓骨远端截骨。

（原著者：Mark E. Easley, Samuel B. Adams Jr.）

参考文献

1. Acevedo JI, Busch MT, Ganey TM, Hutton WC, Ogden JA. Coaxial portals for posterior ankle arthroscopy: an anatomic study with clinical correlation on 29 patients. Arthroscopy. 2000;16(8):836–42.
2. Adams Jr SB, Viens NA, Easley ME, Stinnett SS, Nunley 2nd JA. Midterm results of osteochondral lesions of the talar shoulder treated with fresh osteochondral allograft transplantation. J Bone Joint Surg Am. 2011;93(7):648–54.
3. Adams Jr SB, Yao J, Schon LC. Particulated juvenile cartilage allograft transplantation for the treatment of osteochondral lesions of the talus. Tech Foot Ankle Surg. 2011;10(2):92–8.
4. Al-Shaikh RA, Chou LB, Mann JA, Dreeben SM, Prieskorn D. Autologous osteochondral grafting for talar cartilage defects. Foot Ankle Int. 2002;23(5):381–9.

5. Allegra F, Maffulli N. Double posteromedial portals for posterior ankle arthroscopy in supine position. Clin Orthop Relat Res. 2010;468(4):996–1001.

6. Allen SD, DiGiovanni CW. Distal fibular window osteotomy for exposure of lateral talar osteochondral lesions. Tech Foot Ankle Surg. 2003;2(2):129–34.

7. Assenmacher JA, Kelikian AS, Gottlob C, Kodros S. Arthroscopically assisted autologous osteochondral transplantation for osteochondral lesions of the talar dome: an MRI and clinical follow-up study. Foot Ankle Int. 2001;22(7):544–51.

8. Battaglia M, Vannini F, Buda R, Cavallo M, Ruffilli A, Monti C, et al. Arthroscopic autologous chondrocyte implantation in osteochondral lesions of the talus: mid-term T2-mapping MRI evaluation. Knee Surg Sports Traumatol Arthrosc. 2011;19(8):1376–84.

9. Beals TC, Junko JT, Amendola A, Nickisch F, Saltzman CL. Minimally invasive distraction technique for prone posterior ankle and subtalar arthroscopy. Foot Ankle Int. 2010;31(4):316–9.

10. Becher C, Thermann H. Results of microfracture in the treatment of articular cartilage defects of the talus. Foot Ankle Int. 2005;26(8):583–9.

11. Berndt AL, Harty M. Transchondral fractures (osteochondritis dissecans) of the talus. J Bone Joint Surg Am. 1959;41–A:988–1020.

12. Berndt AL, Harty M. Transchondral fractures (osteochondritis dissecans) of the talus. J Bone Joint Surg Am. 2004;86–A(6):1336.

13. Bleazey S, Brigido SA. Reconstruction of complex osteochondral lesions of the talus with cylindrical sponge allograft and particulate juvenile cartilage graft: provisional results with a short-term follow-up. Foot Ankle Spec. 2012;5(5):300–5.

14. Canale ST, Belding RH. Osteochondral lesions of the talus. J Bone Joint Surg Am. 1980;62(1):97–102.

15. Chuckpaiwong B, Berkson EM, Theodore GH. Microfracture for osteochondral lesions of the ankle: outcome analysis and outcome predictors of 105 cases. Arthroscopy. 2008;24(1):106–12.

16. de Leeuw PA, Golano P, Clavero JA, van Dijk CN. Anterior ankle arthroscopy, distraction or dorsiflexion? Knee Surg Sports Traumatol Arthrosc. 2010;18(5):594–600.

17. Dowdy PA, Watson BV, Amendola A, Brown JD. Noninvasive ankle distraction: relationship between force, magnitude of distraction, and nerve conduction abnormalities. Arthroscopy. 1996;12(1):64–9.

18. Draper SD, Fallat LM. Autogenous bone grafting for the treatment of talar dome lesions. J Foot Ankle Surg. 2000;39(1):15–23.

19. Elias I, Zoga AC, Morrison WB, Besser MP, Schweitzer ME, Raikin SM. Osteochondral lesions of the talus: localization and morphologic data from 424 patients using a novel anatomical grid scheme. Foot Ankle Int. 2007;28(2):154–61.

20. Feiwell LA, Frey C. Anatomic study of arthroscopic portal sites of the ankle. Foot Ankle. 1993;14(3):142–7.

21. Feiwell LA, Frey C. Anatomic study of arthroscopic debridement of the ankle. Foot Ankle Int. 1994;15(11): 614–21.

22. Ferkel RD. Arthroscopic surgery: the foot and ankle. In: Ferkel RD, editor. Arthroscopic surgery: the foot and ankle. Philadelphia: JB Lippincott; 1999. p. 145–69.

23. Ferkel RD, Zanotti RM, Komenda GA, Sgaglione NA, Cheng MS, Applegate GR, et al. Arthroscopic treatment of chronic osteochondral lesions of the talus: long-term results. Am J Sports Med. 2008;36(9): 1750–62.

24. Flick AB, Gould N. Osteochondritis dissecans of the talus (transchondral fractures of the talus): review of the literature and new surgical approach for medial dome lesions. Foot Ankle. 1985;5(4):165–85.

25. Garras DN, Santangelo JA, Wang DW, Easley ME. A quantitative comparison of surgical approaches for posterolateral osteochondral lesions of the talus. Foot Ankle Int. 2008;29(4):415–20.

26. Gatellier J. The juxtoretroperoneal route in the operative treatment of fracture of the malleolus with posterior margin fragment. Gynecol Obstret. 1931;52:67–70.

27. Giannini S, Battaglia M, Buda R, Cavallo M, Ruffilli A, Vannini F. Surgical treatment of osteochondral lesions of the talus by open-field autologous chondrocyte implantation: a 10-year follow-up clinical and magnetic resonance imaging T2-mapping evaluation. Am J Sports Med. 2009;37 Suppl 1:112S–8.

28. Giannini S, Buda R, Cavallo M, Ruffilli A, Cenacchi A, Cavallo C, et al. Cartilage repair evolution in post-traumatic osteochondral lesions of the talus: from open field autologous chondrocyte to bone-marrow-derived cells transplantation. Injury. 2010; 41(11):1196–203.

29. Giannini S, Buda R, Grigolo B, Vannini F. Autologous chondrocyte transplantation in osteochondral lesions of the ankle joint. Foot Ankle Int. 2001;22(6):513–7.

30. Giannini S, Buda R, Vannini F, Cavallo M, Grigolo B. One-step bone marrow-derived cell transplantation in talar osteochondral lesions. Clin Orthop Relat Res. 2009;467(12):3307–20.

31. Giannini S, Buda R, Vannini F, Di Caprio F, Grigolo B. Arthroscopic autologous chondrocyte implantation in osteochondral lesions of the talus: surgical technique and results. Am J Sports Med. 2008;36(5):873–80.

32. Giannini S, Vannini F. Operative treatment of osteochondral lesions of the talar dome: current concepts review. Foot Ankle Int. 2004;25(3):168–75.

33. Giza E, Sullivan M, Ocel D, Lundeen G, Mitchell ME, Veris L, et al. Matrix-induced autologous chondrocyte implantation of talus articular defects. Foot Ankle Int. 2010;31(9):747–53.

34. Gobbi A, Francisco RA, Lubowitz JH, Allegra F, Canata G. Osteochondral lesions of the talus: randomized controlled trial comparing chondroplasty, microfracture, and osteochondral autograft transplantation. Arthroscopy. 2006;22(10):1085–92.

35. Gortz S, De Young AJ, Bugbee WD. Fresh osteochon-

dral allografting for osteochondral lesions of the talus. Foot Ankle Int. 2010;31(4):283–90.

36. Gras F, Marintschev I, Muller M, Klos K, Lindner R, Muckley T, et al. Arthroscopic-controlled navigation for retrograde drilling of osteochondral lesions of the talus. Foot Ankle Int. 2010;31(10):897–904.

37. Gross AE, Agnidis Z, Hutchison CR. Osteochondral defects of the talus treated with fresh osteochondral allograft transplantation. Foot Ankle Int. 2001;22(5):385–91.

38. Hahn DB, Aanstoos ME, Wilkins RM. Osteochondral lesions of the talus treated with fresh talar allografts. Foot Ankle Int. 2010;31(4):277–82.

39. Hampton CB, Shawen SB, Keeling JJ. Positioning technique for combined anterior, lateral, and posterior ankle and hindfoot procedures: technique tip. Foot Ankle Int. 2010;31(4):348–50.

40. Hankemeier S, Muller EJ, Kaminski A, Muhr G. 10-year results of bone marrow stimulating therapy in the treatment of osteochondritis dissecans of the talus. Unfallchirurg. 2003;106(6):461–6.

41. Hansen Jr ST. The fibular window. Functional reconstruction of the foot and ankle. Philadelphia: Lippincott Williams & Wilkins; 2000. p. 496–7.

42. Hatic 2nd SO, Berlet GC. Particulated juvenile articular cartilage graft (DeNovo NT Graft) for treatment of osteochondral lesions of the talus. Foot Ankle Spec. 2010;3(6):361–4.

43. Hembree WC, Wittstein JR, Vinson EN, Queen RM, Larose CR, Singh K, et al. Magnetic resonance imaging features of osteochondral lesions of the talus. Foot Ankle Int. 2012;33(7):591–7.

44. Kelberine F, Frank A. Arthroscopic treatment of osteochondral lesions of the talar dome: a retrospective study of 48 cases. Arthroscopy. 1999;15(1):77–84.

45. Kreuz PC, Lahm A, Haag M, Kostler W, Konrad G, Zwingmann J, et al. Tibial wedge osteotomy for osteochondral transplantation in talar lesions. Int J Sports Med. 2008;29(7):584–9.

46. Kreuz PC, Steinwachs M, Edlich M, Kaiser T, Mika J, Lahm A, et al. The anterior approach for the treatment of posterior osteochondral lesions of the talus: comparison of different surgical techniques. Arch Orthop Trauma Surg. 2006;126(4):241–6.

47. Kreuz PC, Steinwachs M, Erggelet C, Lahm A, Henle P, Niemeyer P. Mosaicplasty with autogenous talar autograft for osteochondral lesions of the talus after failed primary arthroscopic management: a prospective study with a 4-year follow-up. Am J Sports Med. 2006;34(1):55–63.

48. Kruse DL, Ng A, Paden M, Stone PA. Arthroscopic De Novo NT((R)) juvenile allograft cartilage implantation in the talus: a case presentation. J Foot Ankle Surg. 2012;51(2):218–21.

49. Lijoi F, Lughi M, Baccarani G. Posterior arthroscopic approach to the ankle: an anatomic study. Arthroscopy. 2003;19(1):62–7.

50. Loomer R, Fisher C, Lloyd-Smith R, Sisler J, Cooney T. Osteochondral lesions of the talus. Am J Sports Med. 1993;21(1):13–9.

51. Ly PN, Fallat LM. Trans-chondral fractures of the talus: a review of 64 surgical cases. J Foot Ankle Surg. 1993;32(4):352–74.

52. Magnan B, Samaila E, Bondi M, Vecchini E, Micheloni GM, Bartolozzi P. Three-dimensional matrix-induced autologous chondrocytes implantation for osteochondral lesions of the talus: midterm results. Adv Orthop. 2012;2012:942174.

53. Muir D, Saltzman CL, Tochigi Y, Amendola N. Talar dome access for osteochondral lesions. Am J Sports Med. 2006;34(9):1457–63.

54. Nickisch F, Barg A, Saltzman CL, Beals TC, Bonasia DE, Phisitkul P, et al. Postoperative complications of posterior ankle and hindfoot arthroscopy. J Bone Joint Surg Am. 2012;94(5):439–46.

55. O'Loughlin PF, Kendoff D, Pearle AD, Kennedy JG. Arthroscopic-assisted fluoroscopic navigation for retrograde drilling of a talar osteochondral lesion. Foot Ankle Int. 2009;30(1):70–3.

56. Orr JD, Dutton JR, Fowler JT. Anatomic location and morphology of symptomatic, operatively treated osteochondral lesions of the talus. Foot Ankle Int. 2012;33(12):1051–7.

57. Ove PN, Bosse MJ, Reinert CM. Excision of posterolateral talar dome lesions through a medial transmalleolar approach. Foot Ankle. 1989;9(4):171–5.

58. Patzkowski JC, Kirk KL, Orr JD, Waterman BR, Kirby JM, Hsu JR. Quantification of posterior ankle exposure through an achilles tendon-splitting *versus* posterolateral approach. Foot Ankle Int. 2012;33(10):900–4.

59. Peters PG, Parks BG, Schon LC. Anterior distal tibia plafondplasty for exposure of the talar dome. Foot Ankle Int. 2012;33(3):231–5.

60. Raikin SM. Fresh osteochondral allografts for large-volume cystic osteochondral defects of the talus. J Bone Joint Surg Am. 2009;91(12):2818–26.

61. Ray RB, Coughlin EJ. Osteochondritis dissecans of the talus. J Bone Joint Surg. 1947;29:697–706.

62. Rush JK, Kirk K, Kirby J, Hsu J. Lateral talar dome access utilizing temporary invasive distraction. Foot Ankle Int. 2010;31(3):236–41.

63. Sammarco GJ, Makwana NK. Treatment of talar osteochondral lesions using local osteochondral graft. Foot Ankle Int. 2002;23(8):693–8.

64. Saxena A, Eakin C. Articular talar injuries in athletes: results of microfracture and autogenous bone graft. Am J Sports Med. 2007;35(10):1680–7.

65. Schneider TE, Karaikudi S. Matrix-Induced Autologous Chondrocyte Implantation (MACI) grafting for osteochondral lesions of the talus. Foot Ankle Int. 2009;30(9):810–4.

66. Scholten PE, Sierevelt IN, van Dijk CN. Hindfoot endoscopy for posterior ankle impingement. J Bone Joint Surg Am. 2008;90(12):2665–72.

67. Scholten PE, van Dijk CN. Combined posterior

and anterior ankle arthroscopy. Case Rep Orthop. 2012;2012:693124.

68. Schuman L, Struijs PA, van Dijk CN. Arthroscopic treatment for osteochondral defects of the talus. Results at follow-up at 2 to 11 years. J Bone Joint Surg Br. 2002;84(3):364–8.

69. Scranton Jr PE, Frey CC, Feder KS. Outcome of osteochondral autograft transplantation for type-V cystic osteochondral lesions of the talus. J Bone Joint Surg Br. 2006;88(5):614–9.

70. Seil R, Rupp S, Pape D, Dienst M, Kohn D. Approach to open treatment of osteochondral lesions of the talus. Orthopade. 2001;30(1):47–52.

71. Sitler DF, Amendola A, Bailey CS, Thain LM, Spouge A. Posterior ankle arthroscopy: an anatomic study. J Bone Joint Surg Am. 2002;84–A(5):763–9.

72. Stone JW. Osteochondral lesions of the talar dome. J Am Acad Orthop Surg. 1996;4(2):63–73.

73. Taranow WS, Bisignani GA, Towers JD, Conti SF. Retrograde drilling of osteochondral lesions of the medial talar dome. Foot Ankle Int. 1999;20(8):474–80.

74. Tochigi Y, Amendola A, Muir D, Saltzman C. Surgical approach for centrolateral talar osteochondral lesions with an anterolateral osteotomy. Foot Ankle Int. 2002;23(11):1038–9.

75. van Bergen CJ, Tuijthof GJ, Blankevoort L, Maas M, Kerkhoffs GM, van Dijk CN. Computed tomography of the ankle in full plantar flexion: a reliable method for preoperative planning of arthroscopic access to osteochondral defects of the talus. Arthroscopy. 2012;28(7):985–92.

76. van Bergen CJ, Tuijthof GJ, Maas M, Sierevelt IN, van Dijk CN. Arthroscopic accessibility of the talus quantified by computed tomography simulation. Am J Sports Med. 2012;40(10):2318–24.

77. van Dijk CN, Scholten PE, Krips R. A 2-portal endoscopic approach for diagnosis and treatment of posterior ankle pathology. Arthroscopy. 2000;16(8):871–6.

78. Voto SJ, Ewing JW, Fleissner Jr PR, Alfonso M, Kufel M. Ankle arthroscopy: neurovascular and arthroscopic anatomy of standard and trans-achilles tendon portal placement. Arthroscopy. 1989;5(1):41–6.

79. Wang L, Gui J, Gao F, Yu Z, Jiang Y, Xu Y, et al. Modified posterior portals for hindfoot arthroscopy. Arthroscopy. 2007;23(10):1116–23.

80. Willits K, Sonneveld H, Amendola A, Giffin JR, Griffin S, Fowler PJ. Outcome of posterior ankle arthroscopy for hindfoot impingement. Arthroscopy. 2008;24(2):196–202.

第8章 内侧距骨骨软骨损伤手术及入路

要点

- 影像学检查是明确病变部位及大小的重要工具，对于术前计划的制订具有重要意义
- 骨软骨损伤（OCL）的手术显露的选择取决于病变的大小、部位以及术前治疗计划
- 标准的踝关节前方入路及关节镜下操作已被广泛接受，至少可显露距骨穹窿前部的50%
- 踝关节后方内、外侧入路及关节镜下探查可安全、有效地处理后足病变
- 关节切开可能是替代内踝截骨的有效显露方法，但尚需进一步研究
- 内踝截骨的显露效果更佳、风险也较大。如果在手术过程中需要彻底显露并垂直于病灶进行操作时，则需采用此方法。上述这些显露技术尚需进一步长期随访研究评估

8.1 引言

由于胫骨远端天花板和内外踝的遮盖，距骨骨软骨损伤（osteochondral lesions，OCL）的显露通常很困难。因此，学者们提出了多种用于显露和（或）处理距骨损伤的入路及手术方法。后内侧和前外侧一直被认为是距骨损伤最常见的受累部位[42]。但最近的研究发现，距骨中部内侧和中部外侧是OCL最常见的受累部位，此外，内侧损伤比外侧损伤更多见[10]。内侧损伤通常比外侧损伤更大[10, 25, 32]。无症状或青少年距骨骨软骨损伤可给予非手术治疗，例如休息、限制负重或制动[28]，但如为较大的OCL则通常需行手术处理。本章将讨论距骨内侧OCL的手术显露方法，包括关节镜技术、关节切开术和内踝截骨术[9]。

8.2 手术入路

8.2.1 内侧距骨穹窿的关节镜下显露

最近二三十年来踝关节镜技术取得了很大的发展。最初人们认为踝关节镜下操作困难，1989年有报道认为术后并发症高达25.4%[34]。关节镜操作技术和相关设备越来越复杂，据目前已发表的文献统计，踝关节镜手术并发症的发生率为10.3%[48]；如采用Van Dijk等的操作技术，则其发生率可降至3.5%[48]。镜下处理OCL的主要方法包括关节清理术和软骨下骨刺激术（如微骨折处理）[47]。软骨下骨刺激术的短期及中期临床效果良好，但因术后病灶最终为纤维软骨填充，因此其远期效果仍存在争议。一些学者认为，关节镜下微骨折处理对1.5cm²以下

的损伤有效 [7, 8, 39]，对于直径小于 6mm、软骨下骨无明显损伤的病变效果最佳 [26]。因此，目前学者们更关注的是对巨大损伤的处理 [28, 47]。根据骨软骨损伤位置的不同，术中可行关节切开或截骨以显露踝关节。但总的来说，经前方或后方入路的踝关节镜下操作仍是目前处理距骨 OCL 的最常用方法。

8.2.1.1　患者仰卧位

传统的踝关节前方关节镜手术需要将患者置于仰卧位，经前内侧和前外侧入路进行操作 [40]。前外侧入路位于踝关节线下方 5mm、第 3 腓骨肌外侧，建立前外侧入路时应防止腓浅神经损伤 [25, 48]。前内侧入路位于踝关节线远侧 5mm、胫骨前肌腱内侧。在处理内侧 OCL 时，应将操作器械置于内侧入路，镜头置于外侧入路 [25]。踝关节前方镜下操作时可采用骨性牵引将关节间隙牵开，但由于骨性牵引存在一定的并发症（发生率为 13.6%）[39]，因此间断性软组织牵引更常见 [48]。

踝关节跖屈位下（采用或不采用软组织牵引）经前方入路关节镜下可显露大多数 OCL[39]，但如果跖屈位时损伤仍位于胫骨远端前缘的后方则其处理较为困难 [35, 36]。如患者踝关节跖屈活动正常，则距骨穿窿的 48% 位于胫骨远端前缘的前方，可直接经前方入路处理，而不需行关节切开 [12, 36]。位于胫骨前缘后方的 OCL 也可在关节镜下观察到，但此时往往难以进行器械操作（因为距骨穿窿向上凸起）。有些情况下行有限的踝关节顶部成形处理（即将与 OCD 相对应的胫骨远端前缘骨质切除）有利于病变的显露和处理 [3]。即使病变位于胫骨远端前缘后方，在大多数情况下将踝关节置于跖屈位下行软组织牵开即可显露病变。有些情况下，需附加后外侧操作入路，大多数距骨 OCL 可经关节镜入路得以显露。

8.2.1.2　患者俯卧位

后方关节镜下入路可用于处理位于距骨后部的 OCL[40]。Marumoto 和 Ferkel 建议采用标准的前侧踝关节镜入路结合后外侧入路处理后足病变 [6, 16, 18, 22, 27, 31]。其他的入路包括后外侧与前外侧入路、后外侧与后内侧入路、后外侧与经跟腱入路 [11, 13, 16, 22, 44, 45]。此外，值得一提的是 van Dijk 等在 2000 年推出了一种新的踝关节后方关节镜双入路技术，可显露后足、踝关节后方、距下关节和其他踝关节外的结构 [40]。

踝关节后内侧及后外侧入路 [40] 是目前最常采用的后足 / 踝关节镜入路。手术采用俯卧位，将患肢踝部悬于手术床边，或将三角形软垫置于胫骨远端。使踝关节处于中立位，在内外踝尖之间划一条与足底平行的直线，后外侧入路即位于此线近侧、跟腱外侧缘的前方 5mm 处。后内侧入路位于此内外踝连线上跟腱内侧缘前方 5mm 处 [33, 38]。将踝关节置于背伸位通常足够显露距骨后缘 [40]，但也有报道认为术中需使用牵引 [5]。

进行后足 / 踝关节镜手术时应特别注意：后外侧入路距离腓肠神经很近，而后内侧入路距离踝内侧血管神经很近 [33]。但实际上后足 / 踝关节镜手术的并发症发生率较低。有文献报道，311 例后足 / 踝关节镜手术的并发症发生率为 2.3%[48]。应当强调的是，与后足 / 踝切开手术 24% 的并发症发生率相比，后足 / 踝关节镜手术的并发症非常少见 [1]。

8.2.2　距骨内侧穿窿的切开（非关节镜手术）显露

距骨内侧巨大 OCL 如需行自体或同种异体骨软骨移植，则需切开入路完全显露损伤部位，并植入移植物。自体软骨细胞移植

（ACI）和青少年软骨块移植在关节镜下即可完成操作。很多 OCL 位于距骨穹窿后内侧，切开手术可充分显露此类病变[14, 15, 20, 24, 28, 33]。

8.2.2.1　踝关节切开

曾有学者提出将单纯的关节切开作为替代内踝截骨的显露方法[46]。Young 等进行尸体研究后认为，标准前内侧踝关节切开可显露距骨前方至后方的 50%，和距骨内侧至外侧的 31%[46]。新推出的内踝后方、长 3cm 的踝关节后内侧切口可显露距骨前方至后方长度的 33%，和自内向外长度的 36%。如在术中结合利用这两个切口，则仅有大约 20% 的距骨表面无法显露。以往一项关节切开相关研究中同时使用前外侧、后外侧、前内侧和后内侧切口，发现仅有 17% 的距骨表面无法显露[24]。与截骨相比，此切开入路技术的优点在于切口小且对患者踝关节本身的创伤小[46]。目前此切开技术并未在临床上得以推广且需要对其进行更进一步的研究。

8.3　内侧距骨穹窿的切开显露

内踝截骨是目前较为成熟的距骨内侧显露技术，能够充分显露距骨中部内侧和后内侧病变[9]。由于内侧 OCL 多位于后方[25]，因此显露 OCL 病灶通常需行内踝截骨。由于此部位常为巨大损伤，需行同种异体骨软骨移植或自体骨软骨移植，因此需要内踝截骨以便术中充分显露病变、并沿垂直方向植入移植物[42]。此方法的缺点在于可能导致截骨块移位或错位、截骨部位术后出现疼痛、术后固定时间延长、术中损伤内侧屈肌腱、损伤胫骨内侧关节面，以及截骨处畸形愈合或不愈合[2, 21, 46]。

内踝截骨的方式包括：阶梯样截骨[2]、斜行截骨[37]、反转 U 形截骨[29]、新月状截骨[43]、Chevron 截骨[9, 21] 和横行截骨[30]。这些截骨方法各有其优缺点[37]（表 8.1）。但有证据表明，斜行截骨和 Chevron 截骨术后愈后良好[21, 37]。本章作者通常采用内踝 Chevron 截骨。

以往有些关于内踝 Chevron 截骨的研究[19, 21]。取标准的内踝弧形切口，用克氏针在拟行 Chevron 截骨处的最高点钻孔定位，在透视引导下将克氏针钻入内踝软骨下骨板（图 8.1）。合适的角度有利于显露 OCL 病灶。术中应根据损伤的具体位置调整截骨角度，但导针与胫骨长轴之间的角度应保持在 30°

表 8.1　内踝各种截骨术式的比较

截骨术式	切口显露	优点	缺点
横行截骨	不充分	操作简单	距骨穹窿为胫骨天花板遮盖
反转 U 形截骨	不充分	操作简单	巨大 OCL、踝关节活动受限、关节间隙狭窄为截骨禁忌
新月状截骨	无法沿垂直方向处理病灶	与距骨穹窿弧度一致	属于水平方向截骨，因此无法沿垂直方向处理病灶
阶梯样截骨	充分	属改进后技术，显露良好	截骨块难以沿与截骨面垂直的方向固定
斜行截骨	充分	如沿与胫骨长轴 30° 方向截骨，则可与距骨穹窿弧度一致	截骨恒定性较差；如并非沿与截骨面垂直方向固定，则可能出现截骨块移位；需精确地沿与胫骨长轴 30° 方向截骨
Chevron 截骨	充分	短期内骨折端愈合良好且内固定稳定	需精确地沿与胫骨长轴 30° 方向截骨

各种内踝截骨方法的显露效果、优点和缺点的对比[42]

左右。然后用 2 根克氏针从内踝向近端平
行钻孔，以便后期准确复位、固定截骨块。
钻孔完成后使用摆锯截骨，截骨时利用小
Bennett 拉钩保护胫骨后肌腱（图 8.2）。用
摆锯截骨的操作应在靠近软骨下骨处停止，
然后使用骨刀完成最后的截骨，以避免损伤
关节软骨。完成对病灶的处理后复位骨块，
并将 4.0mm 空心螺钉沿预先的钻孔拧入、
固定截骨块。最后可用横向螺钉加固，防止
截骨块向近端移位（图 8.3）。一项 62 例行
Chevron 截骨术的研究表明，平均在术后 6
周截骨处愈合。截骨间隙的浅层部分为纤维
软骨组织填充，MRI 检查可见深层部分组
织恢复正常[21]。在另一项研究中，19 例患
者中有 4 例截骨块出现轻微移位（＜2mm），
但这是由于技术失误所致[9]。

　　斜行截骨可良好显露距骨，如操作
正确可保证平整、与距骨表面的弧度相适
应[21, 37]。一些案例研究表明斜行截骨术后无
并发症出现[27, 31]，而另一些研究则发现术后
骨性关节炎[17]、跖屈活动受限[4]、关节活动
范围受限[4]、关节不稳[21, 37]。螺钉与截面不

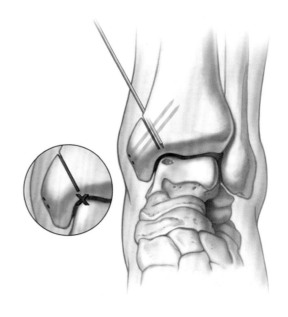

图 8.2　摆锯截骨操作应在靠近软骨下骨处停止，
然后使用骨刀完成最后的截骨（版权归 JG Kennedy
MD. 所有，未经书面许可不得以任何方式转载）

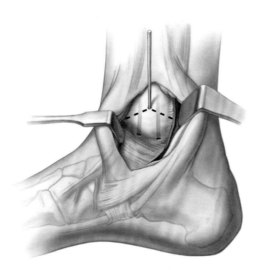

图 8.1　内踝 Chevron 截骨，钻入导针确定截骨
方向，并预先钻孔以便后期螺钉固定（版权归 JG
Kennedy MD. 所有，未经书面许可不得以任何方式
转载）

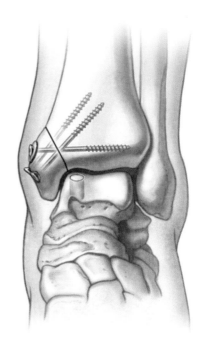

图 8.3　拧入 2 根相互平行螺钉后将第 3 根横行螺
钉拧入固定截骨块，以防止截骨块向近端移位（版
权归 JG Kennedy MD. 所有，未经书面许可不得以
任何方式转载）

垂直导致截骨块移位等问题[37]、如截骨块未在解剖位置愈合则可导致术后踝关节承受较高应力，并可能最终发展为退行性关节炎[25]。治疗内侧 OCL 应根据病变大小、位置及手术医生的经验来选择不同的截骨术式。

总结

踝关节镜技术目前已十分成熟，手术创伤小，术中可显露大多数 OCL 病变。标准的前方踝关节镜技术可在不进入关节间隙的情况下处理距骨表面 50% 的病变；如行关节牵开、关节清理和（或）将关节镜器械伸入关节间隙内，则可处理距骨表面 75% 的病变。如术前影像学检查提示 OCL 病变可经关节镜下处理，无需完全显露或无需切开处理，则建议行关节镜下手术[23, 41]。后足 /

后踝关节镜是一项安全、有效的手术技术，如经前方无法处理位于后方的 OCL 病变，则应采用后足 / 后踝关节镜技术，但应注意后足解剖特点，防止损伤神经、血管。

如在关节镜下可良好显露及处理 OCL 病变则应避免行内踝截骨。但如病变需行骨软骨移植处理，则应考虑行内踝截骨。斜行截骨要求术者精确的操作，目前已有术后出现并发症的相关报道。如螺钉固定不佳则术后骨折块可能发生移位的危险性将增大[37]，截骨块解剖复位但不愈合将导致术后踝关节承受应力过大，出现退行性关节炎[25]。研究表明 Chevron 截骨的愈合优良，但尚需长期随访研究证实。

总的来说，内踝 OLT 的治疗方法和手术入路的选择主要取决于损伤大小和病变特点。因此，在制订手术计划时应充分考虑 OCL 部位和病变特点等因素（图 8.4）。

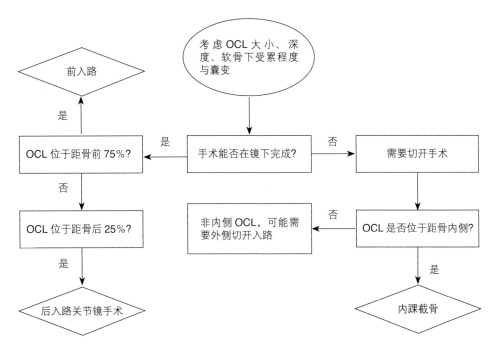

图 8.4　距骨内侧穹窿骨软骨损伤的手术决策路径。手术决策的选择依据损伤大小、病变特点、损伤位置和拟行手术方式的不同而定。图中椭圆形框为治疗起始点，方框为决策制定过程中的影响因素，菱形框为所选的手术方法及治疗终点

（原著者：Keir A. Ross, Niall A. Smyth, John G. Kennedy）

参考文献

1. Abramowitz Y, Wollstein R, Barzilay Y, et al. Outcome of resection of a symptomatic os trigonum. J Bone Joint Surg Am. 2003;85-A:1051–7.

2. Alexander IJ, Watson JT. Step-cut osteotomy of the medial malleolus for exposure of the medial ankle joint space. Foot Ankle. 1991;11:242–3.

3. Assenmacher JA, Kelikian AS, Gottlob C, Kodros S. Arthroscopically assisted autologous osteochondral transplantation for osteochondral lesions of the talar dome: an MRI and clinical follow-up study. Foot Ankle Int. 2001;22:544–51.

4. Baltzer AW, Arnold JP. Bone-cartilage transplantation from the ipsilateral knee for chondral lesions of the talus. Arthroscopy. 2005;21:159–66.

5. Beals TC, Junko JT, Amendola A, Nickisch F, Saltzman CL. Minimally invasive distraction technique for prone posterior ankle and subtalar arthroscopy. Foot Ankle Int. 2010;31:316–9.

6. Calder JD, Sexton SA, Pearce CJ. Return to training and playing after posterior ankle arthroscopy for posterior impingement in elite professional soccer. Am J Sports Med. 2010;38:120–4.

7. Choi WJ, Park KK, Kim BS, Lee JW. Osteochondral lesion of the talus: is there a critical defect size for poor outcome? Am J Sports Med. 2009;37:1974–80.

8. Chuckpaiwong B, Berkson EM, Theodore GH. Microfracture for osteochondral lesions of the ankle: outcome analysis and outcome predictors of 105 cases. Arthroscopy. 2008;24:106–12.

9. Cohen BE, Anderson RB. Chevron-type transmalleolar osteotomy: an approach to medial talar dome lesions. Tech Foot Ankle Surg. 2002;1:158–62.

10. Elias I, Zoga AC, Morrison WB, Besser MP, Schweitzer ME, Raikin SM. Osteochondral lesions of the talus: localization and morphologic data from 424 patients using a novel anatomical grid scheme. Foot Ankle Int. 2007;28:154–61.

11. Ferkel RD, Fischer SP. Progress in ankle arthroscopy. Clin Orthop Relat Res. 1989;240:210–20.

12. Ferkel RD, Heath DD, Guhl JF. Neurological complications of ankle arthroscopy. Arthroscopy. 1996;12:200–8.

13. Ferkel RD, Scranton Jr PE. Arthroscopy of the ankle and foot. J Bone Joint Surg Am. 1993;75:1233–42.

14. Hangody L, Rathonyi GK, Duska Z, Vasarhelyi G, Fules P, Modis L. Autologous osteochondral mosaicplasty: surgical technique. J Bone Joint Surg Am. 2004;86:65–72.

15. Hatic SO, Berlet GC. Particulated juvenile articular cartilage graft (DeNovo NT Graft) for treatment of osteochondral lesions of the talus. Foot Ankle Spec. 2010;3:361–4.

16. Horibe S, Kita K, Natsu-ume T, Hamada M, Mae T, Shino K. A novel technique of arthroscopic excision of a symptomatic os trigonum. Arthroscopy. 2008;24:121–4.

17. Jarde O, Trinquier-Lautard JL, Garate F, de Lestang M, Vives P. Osteochondral lesions of the talar dome: surgical treatment in a series of 30 cases. Rev Chir Orthop Reparatrice Appar Mot. 2000;86:608–15.

18. Jerosch J, Fadel M. Endoscopic resection of a symptomatic os trigonum. Knee Surg Sports Traumatol Arthrosc. 2006;14:1188–93.

19. Kennedy JG, Murawski CD. The treatment of osteochondral lesions of the talus with autologous osteochondral transplantation and bone marrow aspirate concentrate: surgical technique. Cartilage. 2011;2:327–36.

20. Kruse DL, Ng A, Paden M, Stone PA. Arthroscopic De Novo NT(®) juvenile allograft cartilage implantation in the talus: a case presentation. J Foot Ankle Surg. 2012;51:218–21.

21. Lamb J, Murawski CD, Deyer TW, Kennedy JG. Chevron-type medial malleolar osteotomy: a functional, radiographic and quantitative T2-mapping MRI analysis. Knee Surg Sports Traumatol Arthrosc. 2013;21:1283–8.

22. Marumoto JM, Ferkel RD. Arthroscopic excision of the os trigonum: a new technique with preliminary clinical results. Foot Ankle Int. 1997;18:777–84.

23. Mintz DN, Tashjian GS, Connell DA, Deland JT, O'Malley M, Potter HG. Osteochondral lesions of the talus: a new magnetic resonance grading system with arthroscopic correlation. Arthroscopy. 2003;19:353–9.

24. Muir D, Saltzman CL, Tochigi Y, Amendola N. Talar dome access for osteochondral lesions. Am J Sports Med. 2006;34:1457–63.

25. Navid DO, Myerson MS. Approach alternatives for treatment of osteochondral lesions of the talus. Foot Ankle Clin. 2002;7:635–49.

26. O'Driscoll SW. The healing and regeneration of articular cartilage. J Bone Joint Surg Am. 1998;80:1795–812.

27. Ogut T, Ayhan E, Irgit K, Sarikaya AI. Endoscopic treatment of posterior ankle pain. Knee Surg Sports Traumatol Arthrosc. 2011;19:1355–61.

28. O'Loughlin PF, Heyworth BE, Kennedy JG. Current concepts in the diagnosis and treatment of osteochondral lesions of the ankle. Am J Sports Med. 2010;38:392–404.

29. Oznur A. Medial malleolar window approach for osteochondral lesions of the talus. Foot Ankle Int. 2001;22:841–2.

30. Ray RB, Coughlin EJ. Osteochondritis dissecans of the talus. J Bone Joint Surg. 1947;29:697–710.

31. Scholten PE, Sierevelt IN, van Dijk CN. Hindfoot endoscopy for posterior ankle impingement. J Bone Joint Surg Am. 2008;90:2665–72.

32. Smyth NA, Fansa AM, Murawski CD, Kennedy JG. Platelet-rich plasma as a biological adjunct to the surgical treatment of osteochondral lesions of the talus. Tech Foot Ankle Surg. 2012;11:18–25.

33. Smyth NA, Murawski CD, Levine DS, Kennedy JG. Hindfoot arthroscopic surgery for posterior ankle impingement: a systematic surgical approach and case series. Am J Sports Med. 2013;41:1869–76.

34. Sprague NF, Guhl JF, Olson DW. Specific complications: elbow, wrist, hip, and ankle. Complications in arthroscopy. New York: Raven; 1989. p. 99–224.

35. van Bergen CJA, Tujithof GJM, Blankvoort L, Maas M, Kerkoffs GMMJ, van Dijk CN. Computed tomography of the ankle in full plantar flexion: a reliable method for preoperative planning of arthroscopic access to osteochondral defects of the talus. Arthroscopy. 2012;28:985–92.

36. van Bergen CJA, Tujithof GJM, Blankvoort L, Maas M, Sierevelt IN, van Dijk CN. Arthroscopic accessibility of the talus quantified by computed tomography simulation. Am J Sports Med. 2012;40: 2318–24.

37. van Bergen CJA, Tuijthof GJM, Sierevelt IN, van Dijk CN. Direction of the oblique medial malleolar osteotomy for exposure of the talus. Arch Orthop Trauma Surg. 2010;131:893–901.

38. van Dijk CN, de Leeuw PA, Scholten PE. Hindfoot endoscopy for posterior ankle impingement. Surgical technique. J Bone Joint Surg Am. 2009;91: 287–98.

39. van Dijk CN, van Bergen CJ. Advancements in ankle arthroscopy. J Am Acad Orthop Surg. 2008;16: 635–46.

40. van Dijk CN, Scholten PE, Krips R. A 2-portal endoscopic approach for diagnosis and treatment of posterior ankle pathology. Arthroscopy. 2000;16:871–6.

41. Verhagen RA, Maas M, Dijkgraaf MG, Tol JL, Krips R, van Dijk CN. Prospective study on diagnostic strategies in osteochondral lesions of the talus. Is MRI superior to helical CT? J Bone Joint Surg Br. 2005;87:41–6.

42. Verhagen RA, Struijs PA, Bossuyt PM, van Dijk CN. Systematic review of treatment strategies for osteochondral defects of the talar dome. Foot Ankle Clin. 2003;8:233–42.

43. Wallen EA, Fallat LM. Crescentic transmalleolar osteotomy for optimal exposure of the medial talar dome. J Foot Surg. 1989;28:389–94.

44. Willits K, Sonneveld H, Amendola A, Giffin JR, Griffin S, Fowler PJ. Outcome of posterior ankle arthroscopy for hindfoot impingement. Arthroscopy. 2008;24:196–202.

45. Yilmaz C, Eskandari MM. Arthroscopic excision of the talar Stieda's process. Arthroscopy. 2006;22:225.

46. Young KW, Deland JT, Lee KT, Lee YK. Medial approaches to osteochondral lesion of the talus without medial malleolar osteotomy. Knee Surg Sports Traumatol Arthrosc. 2010;18:634–7.

47. Zengerink M, Struijs PA, Tol JL, van Dijk CN. Treatment of osteochondral lesions of the talus: a systematic review. Knee Surg Sports Traumatol Arthrosc. 2010;18:238–46.

48. Zengerink M, van Dijk CN. Complications in ankle arthroscopy. Knee Surg Sports Traumatol Arthrosc.

第 9 章 胫骨天花板骨软骨损伤手术及入路

要点

胫骨天花板骨软骨损伤（OLTP）的特点：

- 与距骨穹窿相比骨软骨损伤较为罕见
- 无明显好发部位或多发区域
- 可能与踝关节周围骨囊肿相关，需行植骨处理
- 可行踝关节镜下清理和微骨折 / 骨髓刺激处理
- 相比距骨穹窿损伤而言其关节镜术后效果不确定

9.1 引言

1888 年 König 首次对位于膝关节股骨髁远端的骨软骨病变进行了描述[11]。直到 1922 年，Kappis 才提出踝关节内也存在类似的距骨穹窿关节面受累的损伤类型[10]。1959 年，Berndt 和 Harty 对此类损伤进行了分级，并认为大多数此类病变均继发于创伤，是由于距骨穹窿经软骨骨折所致[11]。实际上，导致距骨骨软骨损伤的潜在病因学因素有很多，例如各种原因引起的血流受阻（局部骨坏死）、内分泌功能障碍、遗传性因素如伴家族易感性和双侧患肢受累相对较高的发生率（10%～25%）。正因为此，Ferkel 提出，将此类骨软骨损伤（OCD）的名称单独分出，命名为距骨骨软骨损伤，

（osteochondral lesions of the talus，OLT）[9]。

自从 1985 年 Parisian 报道 15 例踝关节骨软骨损伤患者行镜下手术处理时发现 2 例病变位于胫骨远端以来，近年来关于胫骨天花板骨软骨损伤的报道越来越多[14]。文献回顾表明，胫骨天花板骨软骨损伤并无主要的潜在病因，创伤性和非创伤性致病因素的发生率相同。

9.2 发病率

全身所有关节骨软骨损伤中踝关节骨软骨损伤约占 4%[11]，其中大多数为距骨穹窿受累。2 项共 1640 例踝关节骨软骨损伤的相关研究结果表明，其中 61 例病变位于胫骨天花板（osteochondral lesions within the distal tibial plafond，OLTP）[6, 13]，患者平均年龄 38 岁，无性别差异和左右侧肢体好发部位差异。目前仅有 1 例为双侧损伤的个案报道[17]。

OLTP 可同时合并 OLT，有研究发现，OLTP 患者中约 18.75% 合并 OLT[6, 13]，大多数 OLT 病变可位于踝关节内各个不同区域，仅 20% 的患者表现为踝关节内相对应区域"对吻征"或"配对"损伤。

目前已出版的文献中关于 OLTP 的报道很少，英文文献中仅有 88 例报道，其中 74 例来源于 3 篇相关文献[5, 6, 13]，这使得对此类损伤进行全面的科学分析十分困难，这也是

本章讨论内容存在明显局限性的原因所在。

9.3　病变部位

距骨骨软骨损伤通常位于距骨内侧穹窿中部区域（53%），其次为距骨外侧中部区域（26%）[7]。由于 OLTP 相对少见，因此对此类损伤分布特点的描述较为困难。作者在前面提及的 OLTP 病变部位 9 格分区系统与前述距骨穹窿分区系统相似。一项 38 例 OLTP 病变位置的统计研究（目前已发表的 OLTP 最大样本研究）结果表明，病变在此分格系统中的位置并无明显统计学差异，但病变似乎常见于胫骨天花板内侧中部到内侧后部区域内[6]。

9.4　诊断

大多数 OLTP 患者表现为踝关节深部慢性非特异性疼痛症状[20]，一些病例之前有外伤史，患者常主诉踝关节内疼痛且与活动有关，常表现为整个踝关节疼痛且症状无明显特异性。患者可能由于软骨下骨病变所致的疼痛反射机制，合并踝关节功能性不稳定症状。

临床评估和体检结果通常也无明显特异性，踝关节可有或无肿胀表现，多数患者可能存在踝关节线前方压痛症状，但通常无法详细描述其症状及具体部位。患者存在压痛或疼痛症状的部位与损伤实际部位并不相符的情况并非少见，因此在对踝关节进行评估时应全面考虑各种可引起其疼痛症状产生的原因。

影像学检查应包括负重下前后位、踝穴位和侧位 X 线摄片检查，很多情况下 X 线表现可无异常，但在读片时应仔细观察胫骨天花板是否存在异常阴影或囊性变（图 9.1）。

为明确诊断通常需进一步行 CT 扫描或 MRI 检查[2, 6]，CT 扫描和 MRI 检查可明确

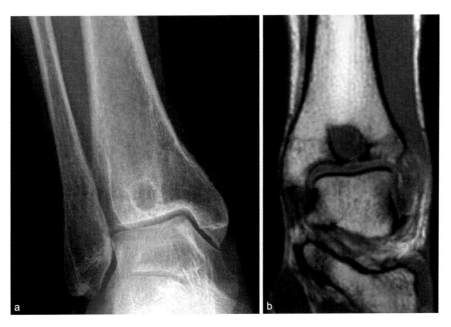

图 9.1　前后位 X 线摄片检查（a）和 MRI 检查（b）示胫骨天花板骨软骨损伤（OLTP）伴深方关节外巨大骨囊肿

骨软骨损伤情况及其他引起踝关节疼痛或不稳定症状的肌肉骨骼病变。MRI 可用于对损伤进行明确诊断，并可反映损伤部位的生理活性变化。后者可表现为损伤周围软骨下骨内骨髓水肿所致的信号异常（图 9.2）。如无骨髓水肿改变，则表明胫骨远端病变为偶然发现的非活动性病变，其并非患者疼痛症状产生的原因。此种情况下也可行三相锝标记骨扫描检查进行评估。

MRI 无法准确显示病变实际大小和深度，也无法显示软骨下骨内小的囊肿病变，后者行 CT 检查可更好显示（图 9.3）。CT 扫描是在制订术前计划时更习惯采用的检查手段。

9.5　非手术治疗

初步非手术治疗的原则与其他各种类型的 OLT 相同，包括早期休息、制动和限制负重，可给予骨折靴或石膏固定。非手术治疗的持续时间目前尚未界定，具体应根据患者自身因素而定。

OLTP 的自然转归和非手术治疗的成功率目前仍不清楚。Shearer 报道距骨 OLT 保守治疗的愈后良好率为 54%[16]，本章作者对 OLT 诊断明确的患者行 MRI 研究，结果表明 45% 的患者存在治疗后改善的 MRI 证据表现（其中 55% 的患者加重或与治疗前相比无差异）[8]。目前仍不清楚胫骨天花板损伤非手术治疗的疗效是否与距骨损伤相同。

如经上述正规非手术治疗后无效建议长期非负重条件下支具固定及限制活动。

9.6　手术治疗

如患者经非手术治疗后仍存在反复疼痛及功能受限症状则需考虑行手术治疗。

多数 OLTP 可经镜下行手术治疗，利用 Ferkel 所提出的镜下探查技术，经标准前内侧和前外侧入路可完成对关节内合并病变的诊断评估[9]。位于极后方的损伤可将患者置于俯卧位，利用 Van Dijk 提出的经踝关节后方入路镜下探查技术进行处理[19]。

如镜下探查确认为 OLTP（图 9.4），术中需清除无活力或受损的软骨和骨组织，使用刮匙处理病变周缘及基底部以使病变周围软骨缘稳定，病变基底部恢复血供（图 9.5）。

合并囊肿病变应使用刮匙或刨刀清除，

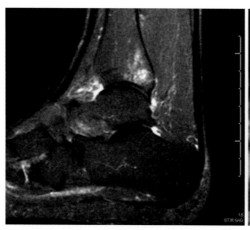
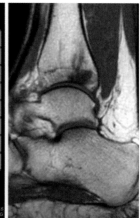

图 9.2　MRI 矢状位 T_2 像和 T_1 像示后方 OLTP 伴活动性骨髓水肿

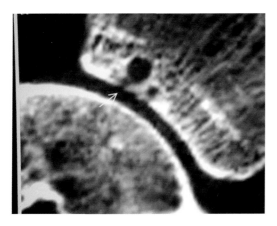

图9.3　矢状位 CT 扫描示踝关节胫骨前部小囊肿伴 OLTP，白色箭头示囊肿病变延伸至关节内，表明骨软骨受累

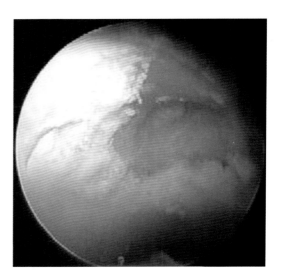

图9.5　OLTP 不稳定软骨清除后

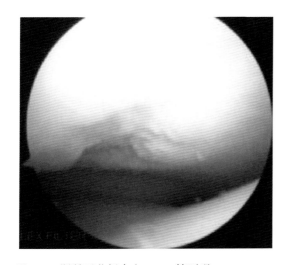

图9.4　胫骨天花板中央 OLTP 镜下观

巨大囊肿在病变清除后应给予骨性移植物填充。移植骨块通常顺行植入缺损部位，镜下利用尖端为球形的微型定位器定位清理后的损伤部位，在增强影像定位引导下将钻孔导向器置于胫骨远端干骺端上方后将导针或克

氏针钻入囊肿病变中心（图 9.6），导针引导下扩孔至钻孔通道足够置入刮勺（图 9.7），之后利用刮勺刮除囊性病变（图 9.8）及囊肿周围坏死骨质，至囊肿病变周围松质骨可见活动性出血。经关节腔灌洗后，将关节镜镜头置入钻孔通道直视下观察确认囊肿病变已彻底清除。将移植骨块（自体骨、同种异体骨或人工骨）沿钻孔骨道填充植入囊肿病变部位并填实。术中可在增强影像下观察囊肿病变部位是否完全填充（图 9.9）。囊肿病变部位完全填实可防止关节液流入病变部位，从而防止移植骨块被吸收或囊肿复发。术中可在镜下探查 OLTP 与关节周围是否相通。

　　病变基底部位清理至局部稳定后，可行骨髓刺激处理，术者可利用镜下微骨折锥（图 9.10）（作者习惯采用此方法）或利用钻头 / 克氏针和微型定位器完成操作。微骨折操作完成后松止血带和（或）关掉镜下注水泵，观察此区域是否存在活动性出血或损伤基底部位是否有骨髓细胞流出（图 9.11）。

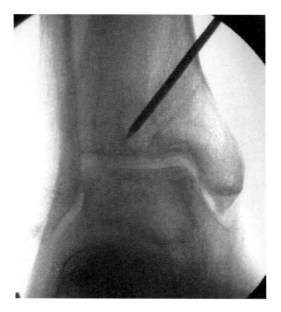

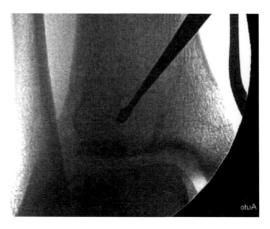

图 9.8　术中增强 X 线透视影像示植入移植骨块之前刮勺刮除囊肿壁

图 9.6　术中增强 X 线透视影像示导针位于胫骨远端囊肿中心

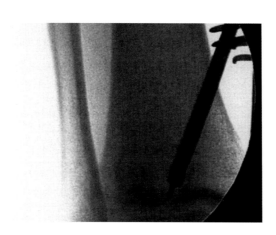

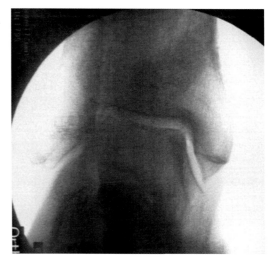

图 9.7　术中增强 X 线透视影像示扩孔钻进入囊肿以扩大进入通道

图 9.9　术中增强 X 线透视影像示顺行将移植骨块填充囊肿和通道

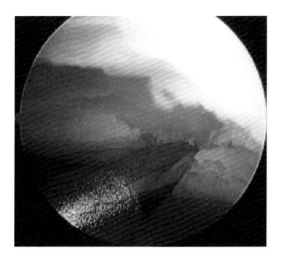

图 9.10 镜下观微骨折锥尖端穿透清理后的 OLTP 病灶基底部位

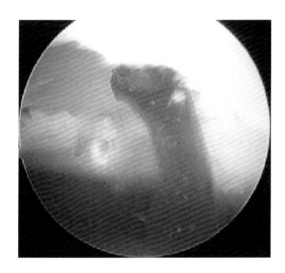

图 9.11 镜下观 OLTP 病灶基底部微骨折处理满意后可见局部出血，这样可产生骨髓刺激引起的病变部位愈合反应

9.6.1 术后处理

踝关节骨软骨损伤镜下手术后的处理，包括患者术后限制负重时间和（或）患肢保护（支具）持续时间，目前仍存在争议。目前尚无明确的 OLTP 镜下骨髓刺激术后处理

规范，作者建议患者术后限制负重 6 周，术后第 1 周给予厚敷料包扎，鼓励患者在能忍受的情况下尽早去除踝关节保护靴具下活动。术后早期开始主动关节屈伸活动，在理论上可促进关节滑液对软骨的营养作用。

术后 6 周，患者可在舒适的保护性靴具固定下开始负重活动，上述处理方法与 Cuttica 等的术后处理方法相似 [5]。

9.6.2 手术治疗的效果

目前有 2 篇已发表的 OLTP 镜下处理的相关报道 [5, 12]。第 1 篇中包括 23 例患者，但仅有 17 例完成了术后 44 个月的随访。此外该报道中包括很多不同的处理方法，其中 10 例患者仅行软骨磨挫成形处理，7 例行骨髓刺激处理（5 例行顺行钻孔，2 例行微骨折处理），有 2 例合并巨大囊性变的患者同时行髂骨骨块移植。该作者报道患者术后 AOFAS-AH 评分明显改善，且 17 例患者中有 14 例认为其术后效果良好；有 2 例术后效果差，此 2 例为复杂病变，其中 1 例合并囊肿病变需行骨块移植，另 1 例同一关节内存在 OLTP 和 OLT 两种病变。由于该研究中样本数少，因此无法对各种不同治疗方法进行差异比较 [13]。第 2 篇研究中对 13 例镜下处理患者行为期 6 年的随访评估，均为胫骨损伤行清理和微骨折处理患者，其中 3 例合并囊肿病变，对此类患者同时行骨块移植，研究中对患者行术后平均 38 个月随访研究，结果表明 43% 的患者 AOFAS-AH 评分与术前相比明显改善；除此之外，研究结果表明仅 54% 的患者效果良好，4 例（31%）疗效差（3 例需行翻修手术处理，1 例由于慢性疼痛症状导致踝关节功能障碍），因此作者认为，OLTP 行手术处理可改善患者临床预后，但应注意手术预期效果和临床预后与 OLT 相比较差 [5]。

作者对 25 例患者处理（占踝关节骨软骨损伤者行镜下处理总例数的 7%）的个人临床经验表明（该结果目前尚未发表），其中 4 例（16%）合并软骨下囊肿病变需同时行骨块移植。目前已收集到的 19 例患者临床效果的相关数据结果表明，总的 AOFAS-AH 评分提高 47%，其中 15 例自我评分效果良好，2 例效果尚可，2 例效果差。2 例效果差的患者之前有创伤史，镜下探查可见弥漫性踝关节退行性变，后者在术前评估中即已证实。

9.7 新的治疗技术

巨大、复发损伤及一些囊性病变可能并不适宜行镜下清理及骨髓刺激处理。

目前已有自体骨软骨移植治疗此类损伤的个案报道[18]，自体骨软骨移植（osteochondral autograft transfer system，OATS）最近经过改进成为一种"交换管道系统"（switch tube，见图 9.12），术中可利用此系统在 OLTP 病灶清除及通道制备完成后可将自膝关节获取的骨软骨块逆行植入。

另外，目前也有运用人工合成[15]及同种异体[4]骨软骨块治疗此类难治性损伤的个案报道。

总结

胫骨天花板骨软骨损伤（OLTP）仅占踝关节骨软骨损伤的 3.7%，其余踝关节骨软骨损伤通常位于距骨穹窿。关于此类少见损伤的研究文献相对较少，研究结果表明，此类损伤中有 17% 合并病变深部与病变相交通的巨大骨囊肿病变，20% 合并距骨骨软骨损伤（多数与胫骨损伤相比位于不同区域）。

对于经非手术治疗无效的患者，可行镜下关节清理及微骨折处理，必要时病变深部骨囊肿用骨块移植填充。经此方法处理患者预后和功能均可得以改善，73% 的患者自诉效果良好，但与单纯距骨穹窿损伤相比，患者临床效果并不理想且难以预料，疗效不良的患者所占比例更高。

（原著者：Steven M. Raikin）

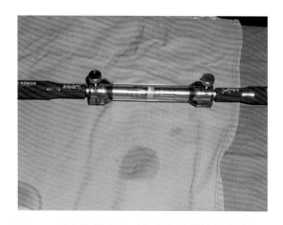

图 9.12 "交换管道"可将获取的骨软骨移植物上下方向颠倒，以便顺利植入巨大 OLTP 的缺损区

参考文献

1. Berndt AL, Harty M. Transchondral fractures (osteochondritis dissecans) of the talus. J Bone Joint Surg. 1959;41(A):988–1929.
2. Bui-Mansfield LT, Kline M, Chew FS, Rogers LF, Lenchik L. Osteochondritis dissecans of the tibial plafond: imaging characteristics and a review of the literature. AJR Am J Roentgenol. 2000;175(5):1305–8.
3. Canosa J. Mirror image osteochondral defects of the talus and distal tibia. Int Orthop. 1994;18(6):395–6.
4. Chapman CB, Mann JA. Distal tibial osteochondral lesion treated with osteochondral allografting: a case report. Foot Ankle Int. 2005;26(11):997–1000.
5. Cuttica DJ, Smith WB, Hyer CF, Philbin TM, Berlet GC. Arthroscopic treatment of osteochondral lesions of the tibial plafond. Foot Ankle Int. 2012;33(8):662–8.
6. Elias I, Raikin SM, Schweitzer ME, Besser MP, Morrison WB, Zoga AC. Osteochondral lesions of the distal tibial plafond: localization and morphologic characteristics with an anatomical grid. Foot Ankle Int. 2009;6:524–9.
7. Elias I, Zoga AC, Morrison WB, Besser MP,

Schweitzer ME, Raikin SM. Osteochondral lesions of the talus: localization and morphologic data from 424 patients using a novel anatomical grid scheme. Foot Ankle Int. 2007;28(2):154–61.

8. Elias I, Jung JW, Raikin SM, Schweitzer MW, Carrino JA, Morrison WB. Osteochondral lesions of the talus: change in MRI findings over time in talar lesions without operative intervention and implications for staging systems. Foot Ankle Int. 2006;27(3):157–66.

9. Ferkel RD. Arthroscopic surgery: the foot & ankle. Philadelphia: Lippincott-Raven; 1996.

10. Kappis M. Weitere beitrage zur traumatisch-mechanischen entstehung der "spontanen" knorpela biosungen. Deutsche Zeitschrift Chirurgie. 1922; 171:13–29.

11. König F. Uber Freie Jorper in der Gelenken. Deutsche Zeitschrift Chirurgie. 1888;27:90–109.

12. Lindholm TS, Osterman K, Vankka E. Osteochondritis dissecans of elbow, ankle and hip: a comparison survey. Clin Orthop Relat Res. 1980;148:245–53.

13. Mologne TS, Ferkel RD. Arthroscopic treatment of osteochondral lesions of the distal tibia. Foot Ankle Int. 2007;28(8):865–72.

14. Parisien JS, Vangsness T. Operative arthroscopy of the ankle. Three years' experience. Clin Orthop Relat Res. 1985;199:46–53.

15. Pearce CJ, Lutz MJ, Mitchell A, Calder JD. Treatment of a distal tibial osteochondral lesion with a synthetic osteochondral plug: a case report. Foot Ankle Int. 2009;30(9):900–3.

16. Shearer C, Loomer R, Clement D. Nonoperatively managed stage 5 osteochondral talar lesions. Foot Ankle Int. 2002;23(7):651–4.

17. Sopov V, Liberson A, Groshar D. Bilateral distal tibial osteochondral lesion: a case report. Foot Ankle Int. 2001;22(11):901–4.

18. Ueblacker P, Burkart A, Imhoff AB. Retrograde cartilage transplantation on the proximal and distal tibia. Arthroscopy. 2004;20(1):73–8.

19. van Dijk CN, Scholten PE, Krips R. A 2-portal endoscopic approach for diagnosis and treatment of posterior ankle pathology. Arthroscopy. 2000;16(8): 871–6.

20. van Dijk CN, Reilingh ML, Zengerink M, van Bergen CJ. Osteochondral defects in the ankle: why painful? Knee Surg Sports Traumatol Arthrosc. 2010; 18(5):570–80.

21. Verhagen RA, Maas M, Dijkgraaf MG, Tol JL, Krips R, van Dijk CN. Prospective study on diagnostic strategies in osteochondral lesions of the talus. Is MRI superior to helical CT? J Bone Joint Surg Br. 2005; 87(1):41–6.

第 10 章　各种治疗方法的综合分析

要点

- 无症状或症状较轻的损伤仍建议给予保守治疗
- ≤15mm 有症状的损伤建议给予病灶清除、刮除和 BMS 处理
- ≥15mm 有症状的损伤可考虑给予内固定（创伤后和青少年）、BMS 或 OATS 处理
- 巨大距骨囊性变可考虑逆行或顺行钻孔伴或不伴骨块移植或 OATS
- 继发性损伤可考虑行 OATS 或 ACI 处理

10.1　引言

目前临床上在踝关节骨软骨损伤的治疗策略方面存在很大差异。最近 20 年来，医疗技术的革新也促进了新的治疗方法的发展。如患者为有症状的骨软骨损伤（OCL），手术医生往往难以在这些众多的治疗手段中做出抉择，关于骨软骨损伤的文献已有很多，但这些文献往往仅涉及一种治疗技术，因此难以对这些治疗方法进行对比。在各种研究中 OCL 的治疗策略各不相同，患者病变特点、术者操作经验和术后随访情况也各不相同。将上述研究中的数据进行集中分析可得出新的治疗决策制订方面有用的信息。

对于有症状的 OCL，非手术及手术治疗方法包括休息、石膏固定、病变清除、病变刮除、病变清除加刮除和钻孔 / 微骨折（即骨髓刺激，bone marrow stimulation，BMS）、自体骨块（跟骨）填充、顺行（经内外踝）钻孔（transmalleolar drilling，TMD）、逆行钻孔、内固定和一些新技术如骨软骨移植（自体骨软骨移植，OATS）和自体软骨细胞移植（ACI）。后两种技术的目的分别是为了替代病变软骨及促进透明软骨再生。

关于这些治疗策略有效性的研究文献各有不同。通常治疗的目的是为了减轻肿痛症状及改善功能。对于多数距骨 OCL 而言，有很多治疗方法可供选择，治疗方法的选择取决于损伤类型、大小及医生的临床习惯[12, 13]。通过对这些治疗策略的综合分析可得出单个文献无法提供的结论信息，综合分析可对不同治疗策略的有效性进行概括总结，以便得出更为准确的结论，以原始数据为基础进行统计学再分析将使结论更为可靠。

文献中关于距骨 OCL 已报道 3 篇系统综述[56, 62, 69]，其中第二篇综述是第一篇综述的更新版。第二篇综述中包含了新数据并且采用了不同的研究手段。与之前的综述相比，其最重要的差别在于仅纳入 10 例及以上患者的研究，而不包括 10 例以下的个案报道。另一个重要区别在于该综述对所纳入的研究进行了质量评估。最近一篇系统

综述发表于 2010 年，因为该文献中包括如 OATS 和 ACI 等新技术 [69]，因此我们将围绕此综述进行讨论。我们以此综述结果为基础，探讨踝关节 OCL 不同阶段最适宜的治疗指导决策。

10.2　材料和方法

10.2.1　数据来源

检索 MEDLINE、EMBASE、CENTRAL、和 DARE 电子数据库（1966 年 1 月 ~ 2006 年 10 月），将关键词设定为"治疗""距骨""踝关节""软骨""剥脱性骨软骨炎""软骨""骨软骨"和"经软骨"，MEDLINE 搜索方法为检索（治疗）、（距骨、距骨或踝关节）和（软骨、剥脱性骨软骨炎、距骨、软骨、骨软骨或经软骨）等关键词。检索过程中无语言限制，并通过检索文献的参考文献目录搜索其他相关文章。

10.2.2　研究文献选择、筛选及筛除标准

检索到的研究文献由两位研究者独立评估筛选，运用特殊设计的表格进行回顾分析。两位研究者意见一致时才能纳入文章。如在筛选过程中存在争议，则第三位独立研究者的意见起决定作用。研究者在筛选过程中对文章作者及作者单位设盲，以避免研究者偏倚。纳入的文章均为评估距骨骨软骨损伤治疗策略有效性的随机对照研究（RCTs）或准实验研究，包括案例分析。如研究文献对距骨 OCL 的治疗方法描述详细、疗效界定明确则可被纳入。治疗方法包括：非手术治疗（休息、石膏固定）、游离骨折片切除、病

灶清除及刮除、病灶清除及刮除并行钻孔 / 微骨折处理、跟骨骨块移植填充、顺行钻孔、OATS、ACI、逆行钻孔和骨软骨块原位固定。

研究文献和（或）病例的排除标准包括：联合损伤且未独立报道距骨 OCL 的治疗效果、随访时间小于 6 个月、治疗方法描述不清楚、年龄小于 18 岁、样本数小于 10 例（单例个案报道除外）、重复发表的内容、对疗效叙述不清、介绍多种治疗方法但并未详细说明每种治疗方法的治疗效果。对于重复发表的内容，仅纳入内容最为详尽的研究文献。

10.2.3　数据提取

治疗成功是指在随访中发现患者效果良好，这需要目前公认的评分系统如 AOFAS 踝 / 后足评分系统 [28] 和汉诺威评分系统 [59] 来界定。如文献作者并未明确其治疗成功率但已列出了治疗相关结果，则需将此结果列入目前公认的 Thompson 和 Loomer 评分系统进行总结分析 [61]。需计算出治疗成功患者所占的数量百分比，对每种治疗策略而言，需按照研究规模计算出其加权成功率。主要疗效指标是指患者症状的改善效果，后者通过踝关节相关评分系统得出（主要是 AOFAS 踝关节 / 后足评分系统）。

10.2.4　质量评估

运用适于系列病案评估的 Newcastle-Ottawa 评分（NOS）[67] 对筛选文献进行质量评估，该评分系统最初用于非随机对照研究的评估，是针对病例对照研究和队列研究的简单、有效的质量评估方法，其方法是运

用星级评分系统从三个方面确定筛选研究文献的质量：研究组的选择、研究组之间的可比性以及研究结论和研究目标确定性（取决于对病例对照研究和队列研究的评估），对一项研究评估上述三项所得最大星级分别为4星、2星和3星，最大总星级为9星。此分级评估的有效性已经确立。大多数骨科研究文献为案例分析，我们对NOS进行调整后将其用于纳入的案例分析的质量评估，依据研究设计（0~2星）、病例筛选（0~1分）和效果评估（0~2分）进行评分（见附录1）。

表 10.1　筛选标准

筛除标准	数目
诊断为联合损伤	14
随访时间<6个月	14
治疗方法描述不清楚	8
年龄<18岁	17
个案报道	33
重复发表	17
疗效描述不清	37
样本数<10例	37
涉及多种治疗方法	25
总共筛除文献数目	**202**

10.3　结果

10.3.1　研究类型

按前述检索方法共检索到约2000篇文献，共183篇涉及距骨OCL的治疗效果。由于仅检索到一篇随机对照临床试验[20]，因此无法采用传统的总结评估有效性的方法，而采用的是汇总单个研究疗效的评估方法。

在检索过程中共有131篇研究文献因为一项或多项原因被排除，包括诊断为联合损伤（n=14）、随访时间不适宜（n=14）、治疗方法描述不清（n=8）、年龄小于18岁（n=17）、个案报道（n=8）、重复发表（n=17）、治疗效果不确定（n=37）、样本数小于10例（n=37）及涉及多种治疗方法（n=25），详见表10.1。经筛选后有52篇研究文献对65个治疗组的效果进行了讨论，其中3篇文献对休息保守治疗的效果进行了讨论，4篇文献对石膏固定的效果进行了讨论，4篇文献对病灶切除进行了探讨，13篇文献涉及病变切除及刮除，18篇文献涉及病变切除和刮除并行BMS处理，3篇文献与逆行钻孔处理相关，4篇ACI，9篇OATS，1篇骨钉固定，4篇松质骨移植，2篇顺行（经踝）钻孔。

10.3.2　群体特征

筛选出的52篇研究文献中，共1361例为距骨OCL，患者平均年龄31岁（18~75岁），男性占63%，女性占37%；57%为右踝关节损伤，左踝关节损伤占43%；损伤位于距骨内侧者占62%，外侧者占35%，距骨中部占1%，内外侧皆受累者占1%；86%的患者既往有踝关节外伤史；84%为原发性损伤。文献中对约半数的患者进行了 Berndt 和 Harty 分级，其中13%为1级损伤；22%为2级损伤；40%为3级损伤；25%为4级损伤。最常采用的治疗效果评估手段为AOFAS踝关节/后足评分系统[28]（表10.2）。

10.3.3　治疗策略

10.3.3.1　非手术处理：休息

指给予患者休息和（或）限制（体育）活动同时给予或不给予非甾体类抗炎药物（NSAIDs）。治疗的目的是为了使受损软骨避免承受应力，从而使水肿减轻并可防止出

表 10.2　筛选研究文献中治疗距骨骨软骨损伤采用的评分系统。一些研究文献中采用多个评分系统

评分系统	研究文献数
AOFAS 踝关节 / 后足评分系统	16
作者提出的评分系统	18
汉诺威评分	5
患者满意度评分	5
Berndt 和 Harty 提出的标准	5
目视对比评分	3
Martin 评分	3
Alexander 和 Lichtman 评分	3
Ogilvie-Harris 评分	2
MODEMS	2
Karlsson 评分分级	2
Tegner 评分	1
Loomer 提出的评估系统	1
Mazur 评分	1
Freiburg 踝关节评分	1
SANE	1
Thompson 和 Loomer 评分	1
McCullough 评分	1

现软骨坏死；治疗的另一个目的是为了促进与病灶周围骨质（部分）分离的骨软骨块愈合。筛选出给予休息处理的研究文献共 3 篇，包括 86 例 OCD 患者 [6, 49, 55]。以往对 OCD 行非手术处理的治疗理念并未阐释清楚，损伤的分级也不明确。关于非手术治疗的 2 篇研究文献可追溯至 1953 年 [49] 和 1975 年 [6]，在这些研究文献发表时，距骨 OCL 的手术处理远不及目前普及，患者在就诊并给予非手术处理之前症状的持续时间在上述文献中并未提及，同时也未对病变进行亚急性、急性（＜6 周）和慢性（＞6 周）分级。在最近的研究文献中，患者可在手术治疗和非手术治疗之间做出自己的选择 [55]。行非手术治疗时患者在可忍受的情况下负重活动。据统计 86 例患者中 39 例非手术治疗成功（研究报道的成功率为 20%～54%）。

10.3.3.2　非手术处理：石膏固定

石膏固定的目的是为了解除受破坏软骨所承受的应力，石膏固定持续时间为 3 周到 4 个月，与此治疗方法相关的研究报道文献共有 4 篇 [6, 9, 26, 45]，最早可追溯至 20 年前。研究中病例多为 Berndt 和 Harty Ⅱ级或Ⅲ级损伤，文献中报道的 83 例患者中有 44 例治疗成功（治疗成功率 29%～69%）。

10.3.3.3　病变清除

病变清除是指将部分分离的骨软骨块清除，但不对残留损伤病变进行处理。与病变清除相关的筛选研究文献有 4 篇 [14, 27, 41, 45]，其中 2 篇是将浅层软骨损伤清除，其下方软骨下骨病变主要部分完整，此外有些病例尚需清除关节内游离骨片。1 篇研究中表现为损伤下方骨坏死。筛选文献涉及的 59 例患者中 32 例治疗成功，其报道的成功率为 30%～88%。

10.3.3.4　病变清除和刮除

清除游离体后需利用切开或镜下技术将病变周围软骨下坏死组织刮除，采用此方法的患者多为 Berndt 和 Harty Ⅲ级或Ⅳ级损伤，也可能是Ⅱ级损伤。共 13 篇筛选文献报道了 259 例 OCD 患者行病变清除和刮除的治疗效果 [6, 9, 14, 20, 26, 27, 36, 37, 39, 42, 43, 46, 48]，其中 199 例患者治疗成功（77%），文献中报道的成功率为 56%～94%。

10.3.3.5　病变清除、刮除和 BMS

骨髓刺激（BMS）是在病灶与软骨下骨之间建立多个通道，通常在病变清除和刮除后施行。病灶与软骨下骨通道建立可通过钻孔或微骨折处理完成。其目的是为了部分穿透钙化层，需多次钻孔通过该层完成与软骨

下骨的通道建立。骨髓刺激处理造成骨内血管断裂，血管内生长因子释放导致血纤维凝块形成，可刺激距骨新生血管形成，骨髓细胞被诱导进入 OCL 病变部位，并形成纤维软骨组织。研究中多数患者为 Berndt 和 Harty Ⅲ 期或 Ⅳ 期损伤，也可见 Ⅰ 期和 Ⅱ 期损伤。损伤直径通常小于 1.5cm。筛选出的总共 18 篇研究文献中，对 388 例患者 BMS 处理的效果进行了探讨[1, 3, 5, 7, 11, 16, 17, 20~22, 25, 38, 40, 41, 52, 57, 60, 63]，其中 329 例患者治疗成功（85%），其报道的成功率为 46%~100%。

10.3.3.6 病变清除、刮除和自体骨块移植

此技术是将病变清除及刮除后残留损伤部位用自体松质骨填充，其目的是为了恢复距骨承重功能。巨大、直径超过 1.5cm 的损伤为其手术指征，此方法通常用于对距骨内侧巨大损伤的处理。有 4 篇共 74 例患者的筛选研究文献对此技术的治疗效果进行了报道[8, 16, 29, 31]，其中 45 例治疗成功（61%），其报道的成功率为 41%~93%。

10.3.3.7 顺行（经踝）钻孔

如由于病变在距骨穹窿的位置原因导致术中无法对 OCL 进行处理，则可行经踝钻孔，在内踝尖近端约 3cm 处钻入一根克氏针，将克氏针直接穿过内踝软骨层后钻入损伤部位。有 2 篇共 41 例患者的筛选研究文献对此技术的治疗效果进行了报道[30, 48]，其中 25 例治疗成功（63%，成功率为 32%~100%）。

10.3.3.8 骨软骨移植 /OATS®(Arthrex)

目前临床上已开发出 2 种可替代同种异体移植物移植治疗 OCL 的操作技术，即马赛克法和自体骨软骨移植。这两种骨块移植重建技术都是自同侧膝关节负重较小区域获取单个或更多的柱状骨软骨块，并将其填充于距骨缺损部位，其目的是为了恢复已被破坏的关节透明软骨的机械、结构和生物力学特性。术中可行关节切开或在镜下完成上述操作。巨大损伤为其手术指征，此方法通常用于对距骨内侧损伤及某些合并病变下方囊性变的处理，也可用于初次（手术）处理失败后的二次手术处理。有 9 篇共 243 例患者的筛选研究文献对 OATS 技术的治疗效果进行了报道[2, 18, 20, 23, 32, 35, 51, 53, 54]，其中 212 例患者效果良好，成功率为 74%~100%。12% 的患者出现供体膝关节继发病变（0~37%）。有 3 篇筛选文献并未提及术后膝关节疼痛症状出现的可能性[23, 32, 51]。

10.3.3.9 自体软骨细胞移植（ACI）

ACI 的目的是为了使再生组织中透明软骨样细胞保持高百分率含量。首先经镜下探查并提取自体正常关节软骨，将提取组织绞碎后酶解处理，从中过滤出软骨细胞后将其在营养介质中单独培养 11~21 天。二期手术行关节切开，将软骨损伤切除至显露病变周围正常软骨，自胫骨切取骨膜片后将其缝合于病灶周围正常软骨缘上，将培养后的软骨细胞注射入骨膜片下方，超过 1cm^2 巨大损伤无合并全踝关节退行性变为此技术的手术适应证。有 4 篇共 59 例患者的筛选研究文献对此方法进行了探讨[4, 19, 44, 68]，其中 45 例患者治疗成功，成功率为 70%~92%。

10.3.3.10 逆行钻孔

如为原发性 OCL，软骨表面基本完整伴巨大软骨下囊肿，或难以经常规前外侧和前内侧入路进行操作，则可行逆行钻孔处理。如为内侧损伤可在镜下经跗骨窦逆行钻孔，如为外侧损伤则可经前内侧逆行钻孔处理囊肿病变部位。此方法可诱导软骨下骨再血管化，刺激新骨形成，术中可将松质骨移植物填充于损伤部位空隙。有 3 篇共 42 例患者的筛选研究文献对此方法进行了探讨[30, 50, 58]，其中多数为内侧损伤，病变大

小在文献中并未详细说明。所有患者术后立即开始踝关节屈伸活动练习，分别自术后 2 周[50]、4 周[30] 或 6 周[58] 后开始部分负重活动，结果表明 37 例患者治疗成功（88%，成功率为 81% ~ 100%）。

10.3.3.11　内固定

巨大游离骨软骨块可使用螺钉、固定钉棒或纤维胶固定于其下方骨质。达到我们筛选标准的研究文献有 1 篇，共 27 例患者[33]，该研究筛选出 Ⅱ ~ Ⅳ期损伤患者，病灶基底部刮除及钻孔处理后，将骨折片复位，自胫骨远端截取至少 2 枚骨钉固定骨软骨片。结果表明 24 例患者治疗成功（89%）。

相关治疗结果总结详见表 10.3

10.3.4　筛选文献的治疗评估

从"研究设计"角度来讲，所有 52 篇研究文献的总评分星级为 28，满分为 104。从"病例筛选"角度来讲，总评分星级为 48，

满分为 52。从"疗效"角度来讲，总评分星级为 34，满分为 104。

10.4　讨论

我们经文献回顾分析后得出结论，骨髓刺激（BMS）、骨软骨移植（OATS）和自体软骨细胞移植（ACI）是最为有效的治疗方法。

对距骨骨软骨损伤相关的 52 篇研究文献共 65 个研究组进行的系统综述我们发现，各种研究在病例特征、损伤分级、随访时间和效果判定方面存在很多差异。其中关于病变清除和刮除、病变清除和刮除加 BMS 处理以及 OATS 处理的病例较多。而逆行钻孔、内固定和经踝钻孔处理的病例样本量太小，因此无法明确判定这些方法的治疗效果。需要根据具体情况制定这些技术的相关指南。有些操作技术并非适用于所有的 Berndt 和 Harty OCL 分级或仅适用于急性期（<6 周）。

表 10.3　各种治疗方法的效果总结

文献中所采用的治疗方法	文献总数	患者总数	随访结果良好的病例数	总成功率（%）	成功率范围（%）
非手术处理：休息	3	86	39	45	20 ~ 54
非手术处理：石膏固定	4	83	44	53	29 ~ 69
病变清除	4	59	32	54	30 ~ 88
病变清除和刮除	13	259	199	77	56 ~ 94
病变清除、刮除和 BMS	18	388	329	85	46 ~ 100
自体骨块移植	4	74	45	61	41 ~ 93
TMD	2	41	26	63	32 ~ 100
OATS	9	243	212	87	74 ~ 100
ACI	4	59	45	76	70 ~ 92
逆行钻孔	3	42	37	88	81 ~ 100
内固定、骨钉固定	1	27	24	89	-
总数	65	1361	1032	76	20 ~ 100

BMS，骨髓刺激术；ACI，自体软骨细胞移植；OATS，自体骨软骨转位移植系统；TMD，经踝钻孔

逆行钻孔仅适于对镜下证实软骨表面完整的巨大囊性变的处理，如患者表现为巨大软骨下囊肿伴表面软骨正常则采用此方法处理，关于逆行钻孔的筛选文献中并未界定损伤的大小[30, 50, 58]。如巨大骨软骨块可复位则为原位固定的指征，尤其是青少年和儿童急性或亚急性损伤患者。经踝顺行钻孔适用于位于距骨表面而操作困难的损伤，此技术的缺点在于术中造成正常胫骨软骨面破坏，目前研究文献中不推荐采用该技术[30, 48]，另外，大多数距骨损伤可经常规前方和后方镜下入路在间断关节牵开下利用 90° 微骨折器械完成操作[64, 65, 70]。

文献回顾结果表明，与手术治疗相比非手术处理的效果差。但在一些情况下，尤其是在急性期，应首先考虑给予非手术治疗。

目前发表的大多数距骨 OCL 治疗研究文献主要涉及镜下病变清除、刮除加骨髓刺激，ACI 和 OATS 技术，据统计其治疗成功率分别为 85%、76% 和 87%。ACI 的治疗费用相对昂贵，而由于 OATS 导致供体膝关节不适症状的患者比例高达 36%[2, 18, 34, 47]，因此，我们建议对原发性 OCL 应首选镜下病变清除、刮除和 BMS 处理，采用该处理方式治疗费用低、术后并发症少、患者术后康复时间短且治疗成功率高。

最近的系统综述结果与以往 Verhagen 等的系统综述结果略有差异[66]，这两项系统综述的结果详见表 10.4。经对比两项系统综述，我们发现 BMS 的治疗成功百分比差异较小，Verhagen 的系统综述中包括 21 篇文献共 227 例，而最近的研究中包括 18 篇文献共 388 例，两者总结的治疗成功率为 86% ~ 85%；而两项系统综述中 OATS 的治疗成功率为 94% ~ 87%，Verhagen 仅找到一篇 36 例运用此技术治疗的研究文献，而最近的系统综述中筛选出 9 篇共 243 例研究文献；以往 Verhagen 等的系统综述中未包括 ACI 技术，最近的系统综述中筛选出 4 篇相关文献，共包括 50 例患者，对 ACI 技术的治疗效果进行了探讨，其成功率为 76%；最近的系统综述对文献的筛除标准相比以往研究更为严格，就病例数而言，Verhagen 等仅筛除了个案报道而并未筛除 2 例或以上的

表 10.4　以往 Verhagen 等[66] 的文献回顾与目前文献回顾得出的治疗成功率（距骨骨软骨损伤治疗后随访结果良好的患者）百分比比较

治疗方法	Verhagen 等文献回顾（%）	目前文献回顾（%）
非手术治疗 - 休息	45	45
非手术治疗 - 石膏固定	-	33
病变清除	38	54
病变清除和刮除	76	77
病变清除、刮除和 BMS	86	85
自体骨块移植	85	61
TMD	-	63
OATS	94	87
ACI	-	76
逆行钻孔	81	88
内固定	73	89
总数		76

案例分析，最近的系统综述纳入研究的病例数需大于 10 例，这样就筛除了多种形式的个案报道，以便于利用真正意义上的案例分析完成治疗效果评估。此系统综述的最初设定标准是要筛选出研究组样本数大于 20 例的研究文献，但这样就可能造成在系统综述中筛除很多研究文献，因此研究者最终将筛选标准设定为样本数不少于 10 例。如与 Tol[62] 相比，此设定标准筛除了 13 篇研究文献（共 18 个治疗组），而与 Verhagen[66] 的系统综述相比筛除了 30 篇研究文献。

随机临床试验（randomized clinical trials，RCTs）可提供最高水平的证据，因此如系统综述中包括更多的 RCTs 则有利于得出正确的研究结论，但纳入的研究中仅有 1 篇 RCT，其讨论了软骨成形（病变清除和刮除）、微骨折和骨软骨移植的治疗效果[20]，但就此研究的设计和筛选标准而言，有学者质疑其是否为真正的随机研究，文献作者对此方面也有所说明。最近系统综述中并无病例对照研究文献。

系统综述中运用调整后的 NOS 评分评估筛选文献质量，结果表明，筛选文献在研究设计方面的评分较低，52 篇研究文献中 7 篇被设计为前瞻性研究，但大多数病例总结在回顾分析中被筛除，而且其中 9 篇文献甚至并未说明其为前瞻性或回顾性研究。经统计，有 21 篇文献对其所采用的治疗策略进行了说明，但多数文献并未说明其治疗策略或对其治疗方法叙述不清。几乎所有研究文献是对其具有代表意义的病例组进行报道。纳入的研究在疗效评价方面的评分为"中等"。没有对疗效进行盲性评估，并不清楚是由其他人还是作者本人对患者做出疗效评估，很多研究中超过 5% 的患者失访。研究质量评分偏低导致出现偏倚的概率增高。

前面讨论过的这 11 种治疗策略可被归纳入以下 4 种基本治疗方法之一：①保守治疗（即休息或石膏固定等非手术处理方法）；

②病变清理伴或不伴骨髓刺激处理（即病变清理，病变清理和刮除，病变清理、刮除加骨髓刺激，病变清理、刮除伴自体骨块移植及顺行经踝钻孔）；③损伤部位软骨移植（即 OATS 和 ACI）；④将损伤部位固定于距骨穹窿（即逆行钻孔和原位固定）。

研究表明，目前临床上常用的治疗方法如 OATS、ACI 和 BMS 的效果接近，其中 ACI 相对较差。OATS 所导致并发症的发生率高达 36%，ACI 的治疗费用较高，有症状的小于 15mm 的损伤最适宜的处理方法是病变清理、刮除和 BMS。对于其他类型损伤，我们建议采用表 10.5 中的治疗推荐方法，此表中所列治疗方法建议取得了 ISAKOS 的共识[10]。

在最近，又有 2 项与距骨 OCL 相关的系统综述发表[15, 24]，其中第一篇是关于距骨 OCL 初次仅行关节镜下清理和微骨折处理的临床效果数据研究[15]，该系统综述结果表明，80.2% 的患者评分良好。研究中微骨折处理并未与其他治疗方法进行对比。此研究结果中的治疗成功率与我们的研究结果相当。另一项关于距骨 OCL 的系统综述对疗效数据进行了描述分析[24]，作者最终认为其纳入的研究存在巨大差异且研究数据并不充分，因此无法直接对比不同治疗方法的效果。我们也认为其纳入的研究对结果的描述

表 10.5　各种类型骨软骨损伤的推荐处理方法

类型	处理方法
无症状 / 症状较轻损伤	保守治疗
有症状、≤15mm 的损伤	病变清除、刮除和 BMS
有症状、≥15mm 的损伤	考虑给予内固定 a/BMS/OATS
巨大距骨囊性损伤	考虑顺行 / 逆行钻孔 ± 骨移植 /OATS
继发损伤	考虑行 OATS/ACI

a 创伤性病例、青少年患者

需要进一步完善。但此系统综述中的术后疗效尚可。尽管对患者和疗效数据的描述仍需进一步改善，对目前已发表的距骨 OCL 相关文献的系统综述仍是最有效的获得研究证据的方法。

总结

　　基于目前最有效的研究证据，我们认为对于有症状的距骨 OCL，目前最有效的处理方法是病灶清理和骨髓刺激。为得出明确的结论，还需进一步进行大样本量、设计严谨、采用有效的临床效果评估方法的随机临床试验。

附录 1：纽卡斯尔 - 渥太华研究质量评估评分

为病例系列研究调整
研究设计
1. 研究类型
　　（a）前瞻性 *
　　（b）回顾性
　　（c）其他
　　（d）未说明
2. 研究设定
　　（a）按照治疗方案执行 *
　　（b）未按照治疗方案执行
　　（c）未说明治疗方案
病例选择
3. 筛选病例具有代表性
　　（a）真正为学界认可的有代表性的距骨 OCD 病例 *
　　（b）在学界中具有一定代表意义的距骨 OCD 病例 *
　　（c）医师筛选的病例组
　　（d）对病例组来源无详细描述
疗效

4. 疗效评估
　　（a）独立盲性评估 *
　　（b）记录连结 *
　　（c）自陈报告
　　（d）未说明
5. 病例随访的充分性
　　（a）完全随访——所有样本都完成随访 *
　　（b）样本失访不会造成偏差——失访率较小（<5%）*
　　（c）随访率<95% 且未说明失访原因
　　（d）随访情况未说明
星级评估

研究设计（5）	病例选择（6）	疗效评估（7）

　　运用上述调整后的纽卡斯尔 - 渥太华评分系统（Newcastle-Ottawa Scale）对每一篇筛选文献进行治疗评估，对每篇研究文献行研究设计（0~2 星）、病例筛选（0~1 星）和疗效评估（0~2 星）方面评分，如在研究设计方面获得一个星级则标注为一个"*"。将每篇筛选文献总的星级评分结果填于上面表格中。

（原著者：Maartje Zengerink, C. Niek van Dijk）

参考文献

1. Alexander AH, Lichtman DM. Surgical treatment of transchondral talar-dome fractures (osteochondritis dissecans). Long-term follow-up. J Bone Joint Surg Am. 1980;62(4):646–52.
2. Al-Shaikh RA, Chou LB, Mann JA, Dreeben SM, Prieskorn D. Autologous osteochondral grafting for talar cartilage defects. Foot Ankle Int. 2002;23(5):381–9.
3. Baker Jr CL, Morales RW. Arthroscopic treatment of transchondral talar dome fractures: a long-term follow-up study. Arthroscopy. 1999;15(2):197–202.
4. Baums MH, Heidrich G, Schultz W, Steckel H, Kahl E, Klinger HM. Autologous chondrocyte transplantation for treating cartilage defects of the talus. J Bone Joint Surg Am. 2006;88(2):303–8.
5. Becher C, Thermann H. Results of microfracture in the treatment of articular cartilage defects of the talus. Foot Ankle Int. 2005;26(8):583–9.

6. Blom JM, Strijk SP. Lesions of the trochlea tali. Osteochondral fractures and osteochondritis dissecans of the trochlea tali. Radiol Clin (Basel). 1975;44(5):387–96.

7. Bonnin M, Bouysset M. Arthroscopy of the ankle: analysis of results and indications on a series of 75 cases. Foot Ankle Int. 1999;20(11):744–51.

8. Bruns J. Osteochondrosis dissecans tali. Results of surgical therapy. Unfallchirurg. 1993;96(2):75–81.

9. Canale ST, Belding RH. Osteochondral lesions of the talus. J Bone Joint Surg Am. 1980;62(1):97–102.

10. Chan KM, Karlsson J. ISAKOS-FIMS world consensus conference on ankle instability, Hollywood, Florida. 2005

11. Chin TW, Mitra AK, Lim GH, Tan SK, Tay BK. Arthroscopic treatment of osteochondral lesion of the talus. Ann Acad Med Singapore. 1996;25(2):236–40.

12. Choi WJ, Park KK, Kim BS, Lee JW. Osteochondral lesion of the talus: is there a critical defect size for poor outcome? Am J Sports Med. 2009;37(10):1974–80.

13. Chuckpaiwong B, Berkson EM, Theodore GH. Microfracture for osteochondral lesions of the ankle: outcome analysis and outcome predictors of 105 cases. Arthroscopy. 2008;24(1):106–12.

14. Demaziere A, Ogilvie-Harris DJ. Operative arthroscopy of the ankle. 107 cases. Rev Rhum Mal Osteoartic. 1991;58(2):93–7.

15. Donnenwerth MP, Roukis TS. Outcome of arthroscopic debridement and microfracture as the primary treatment for osteochondral lesions of the talar dome. Arthroscopy. 2012;28(12):1902–7.

16. Draper SD, Fallat LM. Autogenous bone grafting for the treatment of talar dome lesions. J Foot Ankle Surg. 2000;39(1):15–23.

17. Flick AB, Gould N. Osteochondritis dissecans of the talus (transchondral fractures of the talus): review of the literature and new surgical approach for medial dome lesions. Foot Ankle. 1985;5(4):165–85.

18. Gautier E, Kolker D, Jakob RP. Treatment of cartilage defects of the talus by autologous osteochondral grafts. J Bone Joint Surg Br. 2002;84(2):237–44.

19. Giannini S, Buda R, Grigolo B, Vannini F, De Franceschi L, Facchini A. The detached osteochondral fragment as a source of cells for autologous chondrocyte implantation (ACI) in the ankle joint. Osteoarthritis Cartilage. 2005;13(7):601–7.

20. Gobbi A, Francisco RA, Lubowitz JH, Allegra F, Canata G. Osteochondral lesions of the talus: randomized controlled trial comparing chondroplasty, microfracture, and osteochondral autograft transplantation. Arthroscopy. 2006;22(10):1085–92.

21. Guido G, Azzone S, Gianotti S, Donati L. Posttraumatic osteochondral lesions of the arthroscopically treated ankle. Chirurgia del Piede. 2005;29:61–6.

22. Hakimzadeh A, Munzinger U. 8. Osteochondrosis dissecans: results after 10 or more years. c). Osteochondrosis dissecans of the ankle joint: long-term study. Orthopade. 1979;8(2):135–40.

23. Hangody L, Fules P. Autologous osteochondral mosaicplasty for the treatment of full-thickness defects of weight-bearing joints: ten years of experimental and clinical experience. J Bone Joint Surg Am. 2003;85-A Suppl 2:25–32.

24. Hannon CP, Murawski CD, Fansa AM, Smyth NA, Do H, Kennedy JG. Microfracture for osteochondral lesions of the talus: a systematic review of reporting of outcome data. Am J Sports Med. 2013;41(3):689–95.

25. Hunt SA, Sherman O. Arthroscopic treatment of osteochondral lesions of the talus with correlation of outcome scoring systems. Arthroscopy. 2003;19(4):360–7.

26. Huylebroek JF, Martens M, Simon JP. Transchondral talar dome fracture. Arch Orthop Trauma Surg. 1985;104(4):238–41.

27. Kelberine F, Frank A. Arthroscopic treatment of osteochondral lesions of the talar dome: a retrospective study of 48 cases. Arthroscopy. 1999;15(1):77–84.

28. Kitaoka HB, Alexander IJ, Adelaar RS, Nunley JA, Myerson MS, Sanders M. Clinical rating systems for the ankle-hindfoot, midfoot, hallux, and lesser toes. Foot Ankle Int. 1994;15(7):349–53.

29. Kolker D, Murray M, Wilson M. Osteochondral defects of the talus treated with autologous bone grafting. J Bone Joint Surg Br. 2004;86(4):521–6.

30. Kono M, Takao M, Naito K, Uchio Y, Ochi M. Retrograde drilling for osteochondral lesions of the talar dome. Am J Sports Med. 2006;34(9):1450–6.

31. Kouvalchouk JF, Schneider-Maunoury G, Rodineau J, Paszkowski A, Watin-Augouard L. Osteochondral lesions of the dome of the talus with partial necrosis. Surgical treatment by curettage and filling. Rev Chir Orthop Reparatrice Appar Mot. 1990;76(7):480–9.

32. Kreuz PC, Steinwachs M, Erggelet C, Lahm A, Henle P, Niemeyer P. Mosaicplasty with autogenous talar autograft for osteochondral lesions of the talus after failed primary arthroscopic management: a prospective study with a 4-year follow-up. Am J Sports Med. 2006;34(1):55–63.

33. Kumai T, Takakura Y, Kitada C, Tanaka Y, Hayashi K. Fixation of osteochondral lesions of the talus using cortical bone pegs. J Bone Joint Surg Br. 2002;84(3):369–74.

34. LaPrade RF, Botker JC. Donor-site morbidity after osteochondral autograft transfer procedures. Arthroscopy. 2004;20(7):e69–73.

35. Lee CH, Chao KH, Huang GS, Wu SS. Osteochondral autografts for osteochondritis dissecans of the talus. Foot Ankle Int. 2003;24(11):815–22.

36. Lundeen RO, Stienstra JJ. Arthroscopic treatment of transchondral lesions of the talar dome. J Am Podiatr Med Assoc. 1987;77(8):456–61.

37. Martin DF, Baker CL, Curl WW, Andrews JR, Robie DB, Haas AF. Operative ankle arthroscopy. Long-term followup. Am J Sports Med. 1989;17(1):16–23; discussion 23.

38. Mendicino RW, Lee MS, Grossman JP, Shromoff PJ. Oblique medial malleolar osteotomy for the manage-

ment of talar dome lesions. J Foot Ankle Surg. 1998; 37(6):516–23.

39. Ming SH, Tay Keng Jin D, Amit Kanta M. Arthroscopic treatment of osteochondritis dissecans of the talus. Foot Ankle Surg. 2004;10:181–6.

40. Munoz M, Aznar P, Utrilla L. Lesiones osteocondrales mediales de astrágalo. valoración del abordaje quirúrgico transmaleolar. Rev Ortop Traumatol. 2002; 46:510–4.

41. O'Farrell TA, Costello BG. Osteochondritis dissecans of the talus. The late results of surgical treatment. J Bone Joint Surg Br. 1982;64(4):494–7.

42. Ogilvie-Harris DJ, Sarrosa EA. Arthroscopic treatment of osteochondritis dissecans of the talus. Arthroscopy. 1999;15(8):805–8.

43. Parisien JS. Arthroscopic treatment of osteochondral lesions of the talus. Am J Sports Med. 1986; 14(3):211–7.

44. Petersen L, Brittberg M, Lindahl A. Autologous chondrocyte transplantation of the ankle. Foot Ankle Clin. 2003;8(2):291–303.

45. Pettine KA, Morrey BF. Osteochondral fractures of the talus. A long-term follow-up. J Bone Joint Surg Br. 1987;69(1):89–92.

46. Pritsch M, Horoshovski H, Farine I. Arthroscopic treatment of osteochondral lesions of the talus. J Bone Joint Surg Am. 1986;68(6):862–5.

47. Reddy S, Pedowitz DI, Parekh SG, Sennett BJ, Okereke E. The morbidity associated with osteochondral harvest from asymptomatic knees for the treatment of osteochondral lesions of the talus. Am J Sports Med. 2007;35(1):80–5.

48. Robinson DE, Winson IG, Harries WJ, Kelly AJ. Arthroscopic treatment of osteochondral lesions of the talus. J Bone Joint Surg Br. 2003;85(7):989–93.

49. Roden S, Tillegard P, Unanderscharin L. Osteochondritis dissecans and similar lesions of the talus: report of fifty-five cases with special reference to etiology and treatment. Acta Orthop Scand. 1953;23(1):51–66.

50. Rosenberger RE, Fink C, Bale RJ, El Attal R, Muhlbacher R, Hoser C. Computer-assisted minimally invasive treatment of osteochondrosis dissecans of the talus. Oper Orthop Traumatol. 2006;18(4): 300–16.

51. Sammarco GJ, Makwana NK. Treatment of talar osteochondral lesions using local osteochondral graft. Foot Ankle Int. 2002;23(8):693–8.

52. Schuman L, Struijs PA, van Dijk CN. Arthroscopic treatment for osteochondral defects of the talus. Results at follow-up at 2 to 11 years. J Bone Joint Surg Br. 2002;84(3):364–8.

53. Scranton Jr PE, Frey CC, Feder KS. Outcome of osteochondral autograft transplantation for type-V cystic osteochondral lesions of the talus. J Bone Joint Surg Br. 2006;88(5):614–9.

54. Scranton Jr PE, McDermott JE. Treatment of type V osteochondral lesions of the talus with ipsilateral knee osteochondral autografts. Foot Ankle Int. 2001;22(5): 380–4.

55. Shearer C, Loomer R, Clement D. Nonoperatively managed stage 5 osteochondral talar lesions. Foot Ankle Int. 2002;23(7):651–4.

56. Struijs PA, Tol JL, Bossuyt PM, Schuman L, van Dijk CN. Treatment strategies in osteochondral lesions of the talus. Review of the literature. Orthopade. 2001;30(1):28–36.

57. Takao M, Uchio Y, Kakimaru H, Kumahashi N, Ochi M. Arthroscopic drilling with debridement of remaining cartilage for osteochondral lesions of the talar dome in unstable ankles. Am J Sports Med. 2004; 32(2):332–6.

58. Taranow WS, Bisignani GA, Towers JD, Conti SF. Retrograde drilling of osteochondral lesions of the medial talar dome. Foot Ankle Int. 1999;20(8):474–80.

59. Thermann H. Treatment of osteochondritis dissecans of the talus: a long term follow-up. Sports Med Arthrosc Rev. 1994;284–8.

60. Thermann H, Becher C. Microfracture technique for treatment of osteochondral and degenerative chondral lesions of the talus. 2-year results of a prospective study. Unfallchirurg. 2004;107(1):27–32.

61. Thompson JP, Loomer RL. Osteochondral lesions of the talus in a sports medicine clinic. A new radiographic technique and surgical approach. Am J Sports Med. 1984;12(6):460–3.

62. Tol JL, Struijs PA, Bossuyt PM, Verhagen RA, van Dijk CN. Treatment strategies in osteochondral defects of the talar dome: a systematic review. Foot Ankle Int. 2000;21(2):119–26.

63. Van Buecken K, Barrack RL, Alexander AH, Ertl JP. Arthroscopic treatment of transchondral talar dome fractures. Am J Sports Med. 1989;17(3):350–5; discussion 355–6.

64. Van Dijk CN. Hindfoot endoscopy for posterior ankle pain. Instr Course Lect. 2006;55:545–54.

65. Van Dijk CN, Verhagen RA, Tol HJ. Technical note: resterilizable noninvasive ankle distraction device. Arthroscopy. 2001;17(3):E12.

66. Verhagen RA, Struijs PA, Bossuyt PM, van Dijk CN. Systematic review of treatment strategies for osteochondral defects of the talar dome. Foot Ankle Clin. 2003;8(2):233–42, viii–ix.

67. Wells G, Shea B, O'Connell D. The newcastle-ottawa scale for assessing the quality of nonrandomized studies in meta-analyses. In: Proceedings of the 3rd symposium on systematic reviews. Beyond the basics: improving quality and impact. Oxford; 2000.

68. Whittaker JP, Smith G, Makwana N, et al. Early results of autologous chondrocyte implantation in the talus. J Bone Joint Surg Br. 2005;87(2):179–83.

69. Zengerink M, Struijs PA, Tol JL, van Dijk CN. Treatment of osteochondral lesions of the talus: a systematic review. Knee Surg Sports Traumatol Arthrosc. 2010;18(2):238–46.

70. Zengerink M, Szerb I, Hangody L, Dopirak RM, Ferkel RD, van Dijk CN. Current concepts: treatment of osteochondral ankle defects. Foot Ankle Clin. 2006;11(2):331–59, vi.

第 11 章 疗效评分

有艺术性和科学性的疑问是所有知识的源泉。

——Thomas Berger

要点

- AOFAS 评分是常用的距骨 OCD 疗效判定评分系统，但此评分系统中的某些内容仍有待商榷
- FAOS 和 FAAM 评分系统为患者自诉功能愈后评分系统，是对距骨 OCD 患者有效的临床评估系统
- 11 分数字评分量表（NRS）是评估疼痛严重程度适宜、有效和实用的方法
- 术后影像学检查可用于手术修复后的客观评估

11.1 引言

疗效评估对于确定骨科手术的效果至关重要，问卷调查曾被用于评估患者在如损伤程度、疼痛、残疾程度和生活质量方面的预后。学者们推出了很多疗效评分系统用于评估各种踝关节疾病行骨科手术处理后的效果。用于评估距骨骨软骨损伤（OCD）的评分系统在以往一项系统性回顾研究中也有提及[52]。适宜的疗效评估方法的选择不仅取决于对病例的筛选，在很大程度上也取决于作者对疗效内容的选择。

为能够对治疗效果进行评估，疗效评估应可信、有效且对时间变化敏感[41]。其他有关此类特殊病例人群细微的临床症状改变信息在临床疗效评估方面可能具有重要意义。

本章将讨论常用的疗效评分系统（表 11.1），除了这些临床疗效评估方法外，作者将对以距骨 OCD 术后影像学检查为基础的评分系统进行讨论（表 11.2）。

11.2 临床疗效和功能判定

11.2.1 美国足踝外科学会踝 - 后足评分

美国足踝外科学会（American Orthopaedic Foot & Ankle Society，AOFAS）曾先后推出 4 种用于描述足踝部损伤的分级系统[16]。在早期出版的文献中，AOFAS 踝 - 后足评分用于踝关节置换、踝关节融合、踝关节不稳定相关手术处理、距下关节融合、距下关节不稳定相关手术处理、距舟关节融合、跟骰关节融合、跟骨截骨、跟骨骨折、距骨骨折和踝关节骨折患者的评估[16]。其评分内容包括主观和客观因素，最大分值为 100 分，后者表明患者无不适症状或无功能受限。评估内容包括 9 个条目，归为 3 大项目（疼痛、功能和力线排列）：疼痛项目包括 1

表 11.1 足踝临床疗效和功能评分系统总览

足踝临床疗效评分系统 [32]	足踝功能评估系统 [26]
症状	*足踝功能评估（FAAM）*
你是否存在足踝部肿胀？	站立
你在足踝部运动时是否感觉到研磨、弹性，或可闻及其他类型的响声？	在平路面行走
你在运动时是否出现过足踝部交锁或打软症状？	不穿鞋在平路面行走
你的足踝部是否能够完全伸直？	爬山
你的足踝部时否能够完全屈曲？	下山
你在晨起睡醒时足踝部僵硬程度有多严重？	上楼梯
你在坐、躺后站起时或在晚间休息时足踝部僵硬程度有多严重？	下楼梯
疼痛	在不平路面行走
你通常间隔多久感觉到足踝部疼痛？	在路边石上上下行走
你在足踝部扭动及旋转时是否存在足踝部疼痛？	下蹲
足踝部完全伸直时是否存在疼痛？	提踵
在平地行走时是否存在足踝部疼痛？	起始步态
在上下楼梯时是否存在足踝部疼痛？	行走时间≤5 分钟
夜间卧床休息时是否存在足踝部疼痛？	可行走约 10 分钟
坐下或躺下时是否存在足踝部疼痛？	行走时间＞15 分钟
站立时是否存在足踝部疼痛？	家务活动
功能及日常生活情况	日常活动情况
下楼梯	生活自主情况
上楼梯	轻中度体力工作能力（站立、行走）
坐下站起	重体力工作能力（推／拉、爬、装卸活动）
站立	娱乐活动
弯腰／捡起物体	*FAAM 体育活动评估*
在平路面行走	跑
上下车	跳
外出购物	落地
穿袜子／长筒袜	急起急停
从床上坐起	剪切／侧方运动
脱袜子／长筒袜	低对抗体育活动
在床上躺下（翻身，保持足踝部位置）	可完成自身技术水平下的活动
洗浴及从浴室出来	可参加自己期望的高水平体育活动
坐下	**汉诺威问卷评估系统 [42]**
上厕所／解手	*症状严重程度评分*
重家务（抬重箱子、擦地板等）	你夜间疼痛严重程度如何
轻家务（做饭、清扫房间）	最近 2 周来你的疼痛发生频率如何？
功能、体育及娱乐活动	你在白天是否感觉到疼痛？
下蹲	你在白天疼痛的持续时间？

表 11.1 （续）

跑	你在夜晚是否存在足踝部肿胀？
跳	最近 2 周来你的足踝部在夜间出现肿胀的频率如何？
受伤足踝部是否能完成扭动 / 旋转活动	最近 2 周来你的足踝部在白天出现肿胀的频率如何？
下跪	你是否感觉到足踝部僵硬？
生活质量	足踝部僵硬症状是否对你产生影响？
你通常间隔多久能感觉到足踝部不适症状出现	*功能情况问卷*
你为了避免导致足踝部损伤的活动是否改变了自己的生活方式？	你爬楼梯是否受限？
你因惧怕足踝部再次受伤而导致活动受限严重程度有多大？	你开车是否困难（刹车、踩离合器、踩油门）？
你认为自己足踝部功能受限总体严重程度有多大？	你在不平路面及下坡行走时是否存在困难？
AOFAS 踝 - 后足评分 [16]	你快步行走或小跑是否存在困难？
疼痛	你是否能够跳跃（小水沟或水洼）？
功能	你单腿站立是否存在困难？
活动受限程度，是否需要支撑	日常生活中你间隔多久会出现小腿疲劳？
最大行走距离	你是否感觉患肢与健侧相比力量更弱？
路面行走	你认为你的步态是否正常？
步态异常	你穿普通鞋是否有影响？
矢状面活动情况（屈曲加伸直活动）	**Ogilvie-Harris 评分** [30]
后足活动情况（内翻加外翻活动）	疼痛
踝 - 后足稳定性（前 - 后稳定性，内翻 - 外翻稳定性）	肿胀
力线排列	僵硬
	跳跃
	活动

表 11.2　几种踝关节 X 线和 MRI（MOCART）评分系统

Van Dijk 评分 [49]	**软骨修复后组织的 MRI 表现（MOCART）评估** [24]
（0）关节正常表现或存在软骨下骨硬化	*损伤修复程度及损伤部位组织填充情况*
（Ⅰ）有骨赘形成但无关节间隙狭窄	完全修复（修复组织与邻近软骨在一个水平面）
（Ⅱ）关节间隙狭窄伴或不伴骨赘形成	过度增生（修复后超过邻近软骨面水平）
（Ⅲ）关节间隙完全或部分消失，或关节间隙异常	不完全修复（修复后组织未达到邻近软骨面水平，组织填充不完全）
改良 Takakura 评分 [40]	修复组织厚度超过邻近软骨厚度的 50%
（1）无关节间隙狭窄但表现为早期骨硬化及骨赘形成	修复后组织厚度小于邻近软骨厚度的 50%
（2）关节间隙中度狭窄	软骨下骨外露（完全剥离或脱位和（或）游离体形成）
（3a）关节间隙消失仅局限于内踝关节面伴软骨下骨接触	*修复组织与边界区域融合情况*

表 11.2 （续）

（3b）关节间隙消失延伸至距骨顶部伴软骨下骨接触	完全融合（与邻近软骨完全融合）
改良 Kellgren-Lawrence 评分 [15]	不完全融合（与邻近软骨不完全融合）
（0）无骨性关节炎影像学改变	可见明显界限（割裂样变）
（1）细小骨赘形成伴可疑的与之相关的临床意义	可见损伤病灶
（2）明显骨赘形成伴关节间隙正常	小于修复组织长度的 50%
（3）明显骨赘形成伴中度关节间隙狭窄	大于修复组织长度的 50%
（4）明显骨赘形成伴严重关节间隙狭窄及软骨下骨硬化	*修复组织表面*
	表面完整（软骨层光滑表面完整）
	表面破坏（纤维样变、裂纹和溃疡样改变）
	修复组织受累深度小于 50%
	修复组织受累深度大于 50% 或整体表现为退行性变
	修复组织的结构特点
	均质
	非均质或有裂隙形成
	修复组织的信号密度
	双 T_2-FSE
	匀质信号
	中度增高信号
	明显增高信号
	3D-GE-FS
	匀质信号
	中度低度信号
	明显低度信号
	软骨下层
	完整
	不完整
	软骨下骨
	完整
	不完整（水肿、肉芽组织、囊肿、坏死）
	粘连
	无
	有
	渗出
	无
	有

个条目，最大分值为 40 分，表明患者无痛；功能项目包括 7 个条目，最大分值为 50 分，表明患者功能正常；力线排列项目包括 1 个条目，最大分值为 10 分，表明患者力线排列正常。

AOFAS 踝 - 后足评分系统作为一种全面的评分系统，已证实是一种有效的评估方法[22, 37, 51]。有 2 项研究证实，此评分系统具有良好的时效敏感性，据报道其效应值分别为 1.69[22] 和 1.22[38]。经证实，其分值评估内容中的主观部分有效且可靠[12]，2 项研究并未对客观部分的可靠度进行评估，而这也正是对 AOFAS 评分的主要争议方面之一。关于 AOFAS 评分的第二个关注点是其各个子项分值的加权和计算，例如高分值相对较为容易获得（即天花板效应），此外疼痛项目加权值过大（40 分），严重疼痛（几乎经常出现）及中度疼痛（每日）之间评估分值差异达 20 分，为建立可靠、有效和敏感的评估机制，学者们将此分值评估方法用于多种疾病的评估，如一般的踝 - 后足不适[37]、踝或足部疾病术前评估[12]、跟骨骨折手术评估[51]和晚期踝关节骨性关节炎[22]的评估。但目前尚无研究对距骨 OCD 患者的心理计量特征进行评估。

11.2.2 足踝疗效评分

足踝疗效评分（Foot and Ankle Outcome Score，FAOS）[32] 是一种患者自诉其足踝部症状及功能受限程度的评分系统（www.koos.nu）。该评分系统包括 5 个不同的项目：疼痛（9 个子项）；其他症状（僵硬、肿胀及活动范围，共 7 个子项）；日常活动（17 个子项）；体育和娱乐活动（5 个子项）；足踝相关的生活质量问题（4 个子项）。

每个子项分值为 0 ~ 4 分，之后将分值标准化，总分值为 0 ~ 100 分，100 分为无症状或活动无障碍。FAOS 评分是以膝关节创伤和骨性关节炎疗效评分（Knee injury and Osteoarthritis Outcome Score，KOOS）为基础，且目前已证实其在评估踝关节创伤患者方面有效性和可靠度较高[32]。如将其用于跟腱病变的疗效评估，则可显示出良好的时效敏感性[17, 33]。目前尚无此对患者重要的细微临床表现差异进行评估方面的研究，也没有关于专门评估距骨 OCD 有效性及可靠性方面的研究。FAOS 分值评估可利用多种语言完成，因此可实现国际多中心评估研究。

11.2.3 汉诺威踝关节评分

汉诺威踝关节评分（Hannover ankle score）由德国汉诺威医学院推出，因此又被称为德国汉诺威医学院踝关节评分或 MHH 评分（Medizinische Hochschule Hannover ankle score）。

汉诺威踝关节评分系统包括 20 个问题，每个问题有 5 级选择答案供患者选择，分值评估包括以下三个方面：疼痛（5 个问题）、肿胀（5 个问题）和功能（10 个问题）。这些问题的总评估分值为 0 ~ 100 分。

此分值评估方法最先由 Thermann 等推出并在其发表文献中提出[42]，该方法是以 Levine 等对腕管综合征患者症状严重程度和功能状态的分值评估[9]为基础，其最初出版文献中有此评估系统的英文版，但其对患者的问卷表格是德文版，文献中并未将其翻译成英文版，因此我们认为，此问卷表格的设计并未遵循方法学指南，其也并未得到有效的验证。目前仅有报道认为其重测信度系数为 0.91[43]。

11.2.4　足踝功能评估

足踝功能评估（Foot and Ankle Ability Measure，FAAM）是匹兹堡大学推出的一种患者自诉问卷评估方法，Martin 等于2005 年详细论述了此评估方法的设定及评估过程[26]。其评估方法是根据小腿、足踝肌骨骼疾病患者主诉功能变化情况进行评分，评估问卷设定是通过以下四个步骤以建立一个自诉症状评估体系：①潜在问题的提出；②问题的初步筛选；③问题的最终筛选；④获得有效的支持评估分值的证据[26]。

FAAM 评估系统包括两个单独的分值评估子项：日常活动（ADL）子项（21 个问题）和运动子项（8 个问题）。每个问题以 Likert 量表为标准计分，从 4 分到 0 分，4 分为无困难，0 分为无法完成。对于未回应的问题可标注为"不适用"可不必回答。所有回答的问题得分乘以 4 即可得出可能获得的最高评分，将总的答题得分除以最高可能得分再乘以 100，即得出 FAAM 评估分值，其分值在 0 ~ 100 分之间。高分值说明其日常生活和体育活动功能水平良好。FAAM 日常生活和体育活动项分值评估的最小临床重要差异值分别为 8 分和 9 分。

自从 FAAM 评估系统被推出以来，其结构效度、可靠性和敏感性已经过多项适应证检验。在这些适应证检验过程中，FAAM 被证实是一种有效的主观评估工具[6,9,25]，但文献中并无关于距骨 OCD 患者心理属性的特殊信息。目前 FAAM 评估系统已被翻译成多种语言并可运用多种语言进行评估[4,27,29]。

总之，FAAM 是一项十分有效的适合对多种足踝病变进行评估的问卷评估系统。

11.2.5　Ogilvie-Harris 评分以及 Berndt 和 Harty 评分系统

Ogilvie-Harris 评分以及 Berndt 和 Harty

评分系统都是单纯评估治疗效果的评分系统，这两种评分系统在判断治疗成功率方面尤其有效。

Ogilvie-Harris 评分包括 5 项：疼痛、肿胀、僵硬、跛行及活动水平[30]，评估过程中可由患者或检查者对每个项目进行优、良、中等、差等级评估，5 项中每个项目的最低评级加入总评分。

Berndt 和 Harty 疗效问卷是专门针对踝关节 OCDs 推出的评估系统，其为有 3 个选项的单个问题，患者可在踝关节症状良好、尚可和较差 3 个选项做出选择[3]。由于最初的语言混淆，2003 年有学者对此评分系统做了细微调整[11]。改进后的评分系统将疗效"良"定义为无疼痛、肿胀或不稳定症状，或仅存在轻微的症状但无活动受限及不适症状；"尚可"是指患者症状存在一些改善，但仍有一些功能受限症状存在；"差"表明患者总的症状并未得到改善[11]。

Ogilvie-Harris 评分以及 Berndt 和 Harty 评分系统被用于各种不同的踝关节骨软骨损伤治疗相关研究中[11,15,48]，这样即可对各种不同的研究结果进行对比。但这两种评分系统的评估效果目前尚未得到验证。研究表明，Berndt 和 Harty 疗效问卷与单纯数值评估（$r=0.81$）和 Martin 疗效评估系统（$r=0.69$）存在明显相关性[11]。

11.3　疼痛评估

疼痛严重程度评估为患者自诉的主观量化评估疼痛程度的方法，目前常用的疼痛程度评估方法包括：①视觉模拟评分（VAS）；②数值评分（NRS）；③口述等级评分（VRS）。目前，所有这些疼痛数值评分系统已在各种不同人群中进行了深入的应用研究，并确认了其有效性和可靠性[10]。但这些评估方法在疼痛程度描述、疼痛程度评估的时限特征（如上周、上月）及疼痛严重程度评估的特殊环境特征（如休息、活动时）方面差异很大。

11.3.1　视觉模拟评分

视觉模拟评分（Visual Analog Scale，VAS）是将 100mm 长的一根直线代表疼痛严重程度，直线两端标注点为两个疼痛程度的极点，即一端为"无痛"而另一端为"极为严重的疼痛"，评估过程中患者需在直线上标注出其疼痛的严重程度。

有学者认为，各种肌肉骨骼系统疾病的最小临床重要差异值各不相同，下腰痛评估的最小临床重要差异值为 15mm（超出基线值的 30%）[31]，膝关节骨性关节炎为 20mm（超出基线值的 41%），髋关节骨关节炎为 15mm（超出基线值的 32%）[44]。

11.3.2　数值评分

数值评分（Numeric Rating Scale，NRS）为 11 分、21 分或 101 分值评估，其极限值为"无痛"和"极为严重的疼痛"或"无法忍受的疼痛"，其评估方法是让患者选择一个代表疼痛严重程度的数字，可利用图标（NRS）或口述（VNRS）方式完成评估，11分（V）NRS（0~10 分）是目前最常用的评估方法[10]。

下腰痛和慢性肌肉骨骼疾病疼痛（如类风湿关节炎，膝、髋和手骨性关节炎，强直性脊柱炎）11 分 NRS 疼痛评估的最小临床重要差异值为 2 分[34]，即超出基线值的30%。

11.3.3　口述等级评分

口述等级评分（Verbal Rating Scale，VRS）系统包括一系列日常用于描述疼痛加剧程度的形容词，其中也包括对疼痛程度的极限评估，如"无痛"和"极为严重的疼痛"。在评估过程中可供选择的回应选项可不同，但必须与患者所感受到的疼痛程度相符，将等级数值分配与回应选项相对应，选取最高数字表明疼痛最为严重。

总之，尽管目前仍缺乏关于上述 3 个疼痛评估系统评估距骨 OCD 患者疼痛症状的可靠性、有效性以及最小临床重要差异值方面的专题研究文献，但其均能实现对一般疼痛症状的有效评估。所有这三个数字评估方法均对时间变化敏感[5, 21, 36]，VRS评分系统与 NRS 和 VAS 评分系统相比敏感性较差[5, 8, 21]，这可能是由于该评分系统的回应选项较少有关。NRI 和 VRS 评估系统的操作方法简单且具有良好的依从性，VAS评分系统相比 NRS 和 VRS 评分系统更为复杂[10]，尽管这三个评分系统具有高度相关性，但在实际运用过程中这三者并不能相互更换[20, 36]。

由于这三个疼痛评分系统中缺乏心理测量内容，在选择评估方法的过程中应以实际情况为基础，需根据操作难易程度及人口特征因素选择特定的评估方法。由于操作简单及具有良好的依从性，作者习惯采用 NRS疼痛评分系统。

11.4　术后影像学检查

11.4.1　X 线检查

X 线检查是距骨 OCD 术后常用的影像

学评估手段，其主要用于评估术后关节退行性变情况。目前学者已推出了很多踝关节骨性关节炎 X 线分级系统 [14, 39, 49]，这些分级系统主要集中于对骨赘形成及关节间隙狭窄方面的评估。Kellgren 和 Lawrence 分级系统并非只是单独针对踝关节病变的评估 [14]；Takakura 分级系统主要针对内侧关节间隙变化情况进行评估 [39]；van Dijk 骨性关节炎分级可对整个踝关节进行评估，目前学者采用此分级系统评估距骨 OCD [35, 48]。

Moon 等对 van Dijk 评分 [49]、改良后的 Kellgren-Lawrence 评分 [15] 以及改良后的 Takakura 评分 [40] 进行对比研究后认为，这些评分方法具有可靠性和有效性 [28]。每种评分方法的观察者之间及观察者自身的对比（加权卡帕值）度满意（Kellgren-Lawrence：0.51 ~ 0.81；Takakura：0.65 ~ 0.88；van Dijk：0.64 ~ 0.89），但与镜下探查相比这些评分方法确定软骨破坏的能力仅为中等（组内相关系数：0.42 ~ 0.51）[28]。

11.4.2　CT 检查

多层螺旋 CT 扫描可客观评估骨质修复情况 [45]。目前认为，距骨 OCDs 术后随访评估行 CT 检查的准确性较高 [53]。CT 检查采用 0.3mm 级分辨率、0.6mm 厚的超高分辨率轴向扫描，以及冠状位和矢状位多平面 1mm 重建扫描方式 [46]。检查者可对软骨下骨的完整性、厚度和表面形态进行（即软骨下骨面是否平整、凹陷或凸出）评估，并明确缺损部位骨质填充情况及术后是否仍存在关节内骨性游离体 [45, 47]。据我们所知目前尚无以 CT 检查为基础的术后病变分级评估系统。

11.4.3　MRI 检查

近年来，利用 MRI 检查评估 OCD 术后组织修复情况的技术在临床上已广泛开展。此 MRI 扫描技术是结合质子密度和快速自旋回波采集评估软骨病变 [24]。一些研究者采用其自己提出的标准对 MRI 检查结果进行量化分析 [2, 13]，而临床上常用的软骨组织修复 MRI 评估法（magnetic resonance observation of cartilage repair tissue，MOCART）更为客观，是目前学者更为熟知的评估方法 [23, 24]。与邻近正常软骨相比，修复后组织在形态及信号密度方面与邻近正常软骨组织存在以下 9 个方面的差异：病变缺损部位组织填充程度；修复后组织与周缘交界部位的融合情况；修复组织表面形态及组织结构；信号密度；软骨下骨板及软骨下骨形态；是否存在粘连；是否存在滑膜炎病变 [24]。此评估方法的观察者间可信度良好，9 项差异评估内容中 8 项的组内相关系数大于 0.81 [23]。但 MOCART 和临床疗效的关系并不十分清楚。Aurich 等经研究认为，距骨基质培养软骨细胞移植术后 MOCART 与临床疗效并无相关性 [1]，有学者在另一项研究中发现，改良后 MOCART 的 5 个评估项目中有 3 项与踝关节自体软骨细胞移植术后二次镜下探查结果存在明显相关性，而另 2 个项目则无明显相关性 [18]。

总结

大多数踝关节疾病都有有效、可靠的疗效评估方法，但这些临床疗效及功能评分方法在距骨 OCD 患者这一特殊人群中的应用并没有通过心理测量学上的验证。AOFAS

是目前距骨 OCD 相关研究文献中应用最
多的评分系统，但其存在一些严重的缺陷。
FAAM 和 FAOS 评分是适用于很多踝关节疾
病患者的问卷评估系统。由于上述这些评分
系统具有适宜的最小临床重要差异值，因此
更适合对 OCD 治疗疗效的评估。

由于疼痛是距骨 OCD 患者的主要临床
症状，因此疼痛评估也是重要的。疼痛分值
评估可有效评估疼痛程度，但这些评估结果
缺乏此类患者最小临床重要差异值方面的信
息。在临床评估和研究评估中最为重要的是
对疼痛描述标准、疼痛时限界定及疼痛发生
情况的清晰描述等因素的设定。我们认为，
11 分 NRS 评分系统具有一些优势，是最实
用和有效的疼痛评估方法。

除了这些专门的踝关节评分方法以外，
作者建议采用临床研究中常用的普通生活
质量评分评估患者术临床疗效，如 36 项健
康调查量表（SF-36）或 EuroQoL 生活质量
评分。

术后影像学检查是一种有效的辅助评估
临床疗效的手段。

（原 著 者：Inger N. Sierevelt, Christiaan J. A. van
Bergen, Karin Grävare Silbernagel, Daniel Haverkamp,
Jón Karlsson）

参考文献

1. Aurich M, Bedi HS, Smith PJ, Rolauffs B, Muckley T, Clayton J, Blackney M. Arthroscopic treatment of osteochondral lesions of the ankle with matrix-associated chondrocyte implantation: early clinical and magnetic resonance imaging results. Am J Sports Med. 2011;39:311–9.
2. Becher C, Driessen A, Hess T, Longo UG, Maffulli N, Thermann H. Microfracture for chondral defects of the talus: maintenance of early results at midterm follow-up. Knee Surg Sports Traumatol Arthrosc. 2010;18:656–63.
3. Berndt AL, Harty M. Transchondral fractures (osteochondritis dissecans) of the talus. J Bone Joint Surg Am. 1959;41:988–1020.
4. Borloz S, Crevoisier X, Deriaz O, Ballabeni P, Martin RL, Luthi F. Evidence for validity and reliability of a French version of the FAAM. BMC Musculoskelet

Disord. 2011;12:40.
5. Breivik EK, Bjornsson GA, Skovlund E. A comparison of pain rating scales by sampling from clinical trial data. Clin J Pain. 2000;16:22–8.
6. Carcia CR, Martin RL, Drouin JM. Validity of the Foot and Ankle Ability Measure in athletes with chronic ankle instability. J Athl Train. 2008;43:179–83.
7. EuroQol Group. EuroQol–a new facility for the measurement of health-related quality of life. Health Policy. 1990;16:199–208.
8. Ferreira-Valente MA, Pais-Ribeiro JL, Jensen MP. Validity of four pain intensity rating scales. Pain. 2011;152:2399–404.
9. Goldstein CL, Schemitsch E, Bhandari M, Mathew G, Petrisor BA. Comparison of different outcome instruments following foot and ankle trauma. Foot Ankle Int. 2010;31:1075–80.
10. Hjermstad MJ, Fayers PM, Haugen DF, Caraceni A, Hanks GW, Loge JH, Fainsinger R, Aass N, Kaasa S. Studies comparing Numerical Rating Scales, Verbal Rating Scales, and Visual Analogue Scales for assessment of pain intensity in adults: a systematic literature review. J Pain Symptom Manage. 2011;41:1073–93.
11. Hunt SA, Sherman O. Arthroscopic treatment of osteochondral lesions of the talus with correlation of outcome scoring systems. Arthroscopy. 2003;19:360–7.
12. Ibrahim T, Beiri A, Azzabi M, Best AJ, Taylor GJ, Menon DK. Reliability and validity of the subjective component of the American Orthopaedic Foot and Ankle Society clinical rating scales. J Foot Ankle Surg. 2007;46:65–74.
13. Imhoff AB, Paul J, Ottinger B, Wortler K, Lammle L, Spang J, Hinterwimmer S. Osteochondral transplantation of the talus: long-term clinical and magnetic resonance imaging evaluation. Am J Sports Med. 2011;39:1487–93.
14. Kelgrenn JH, Lawrence JS. Radiological assessment of osteo-arthrosis. Ann Rheum Dis. 1957;16:494–502.
15. Kijowski R, Blankenbaker D, Stanton P, Fine J, De SA. Arthroscopic validation of radiographic grading scales of osteoarthritis of the tibiofemoral joint. AJR Am J Roentgenol. 2006;187:794–9.
16. Kitaoka HB, Alexander IJ, Adelaar RS, Nunley JA, Myerson MS, Sanders M. Clinical rating systems for the ankle-hindfoot, midfoot, hallux, and lesser toes. Foot Ankle Int. 1994;15:349–53.
17. Knobloch K, Schreibmueller L, Longo UG, Vogt PM. Eccentric exercises for the management of tendinopathy of the main body of the Achilles tendon with or without an AirHeel Brace. A randomized controlled trial. B: effects of compliance. Disabil Rehabil. 2008;30:1692–6.
18. Lee KT, Choi YS, Lee YK, Cha SD, Koo HM. Comparison of MRI and arthroscopy in modified MOCART scoring system after autologous chondrocyte implantation for osteochondral lesion of the talus. Orthopedics. 2011;34:e356–62.
19. Levine DW, Simmons BP, Koris MJ, Daltroy LH, Hohl GG, Fossel AH, Katz JN. A self-administered questionnaire for the assessment of severity of symp-

toms and functional status in carpal tunnel syndrome. J Bone Joint Surg Am. 1993;75:1585–92.

20. Lund I, Lundeberg T, Sandberg L, Budh CN, Kowalski J, Svensson E. Lack of interchangeability between visual analogue and verbal rating pain scales: a cross sectional description of pain etiology groups. BMC Med Res Methodol. 2005;5:31.

21. Lundeberg T, Lund I, Dahlin L, Borg E, Gustafsson C, Sandin L, Rosen A, Kowalski J, Eriksson SV. Reliability and responsiveness of three different pain assessments. J Rehabil Med. 2001;33:279–83.

22. Madeley NJ, Wing KJ, Topliss C, Penner MJ, Glazebrook MA, Younger AS. Responsiveness and validity of the SF-36, Ankle Osteoarthritis Scale, AOFAS Ankle Hindfoot Score, and Foot Function Index in end stage ankle arthritis. Foot Ankle Int. 2012;33:57–63.

23. Marlovits S, Singer P, Zeller P, Mandl I, Haller J, Trattnig S. Magnetic resonance observation of cartilage repair tissue (MOCART) for the evaluation of autologous chondrocyte transplantation: determination of interobserver variability and correlation to clinical outcome after 2 years. Eur J Radiol. 2006;57:16–23.

24. Marlovits S, Striessnig G, Resinger CT, Aldrian SM, Vecsei V, Imhof H, Trattnig S. Definition of pertinent parameters for the evaluation of articular cartilage repair tissue with high-resolution magnetic resonance imaging. Eur J Radiol. 2004;52:310–9.

25. Martin RL, Hutt DM, Wukich DK. Validity of the Foot and Ankle Ability Measure (FAAM) in diabetes mellitus. Foot Ankle Int. 2009;30:297–302.

26. Martin RL, Irrgang JJ, Burdett RG, Conti SF, Van Swearingen JM. Evidence of validity for the Foot and Ankle Ability Measure (FAAM). Foot Ankle Int. 2005;26:968–83.

27. Mazaheri M, Salavati M, Negahban H, Sohani SM, Taghizadeh F, Feizi A, Karimi A, Parnianpour M. Reliability and validity of the Persian version of Foot and Ankle Ability Measure (FAAM) to measure functional limitations in patients with foot and ankle disorders. Osteoarthritis Cartilage. 2010;18:755–9.

28. Moon JS, Shim JC, Suh JS, Lee WC. Radiographic predictability of cartilage damage in medial ankle osteoarthritis. Clin Orthop Relat Res. 2010;468:2188–97.

29. Nauck T, Lohrer H. Translation, cross-cultural adaption and validation of the German version of the Foot and Ankle Ability Measure for patients with chronic ankle instability. Br J Sports Med. 2011;45:785–90.

30. Ogilvie-Harris DJ, Mahomed N, Demaziere A. Anterior impingement of the ankle treated by arthroscopic removal of bony spurs. J Bone Joint Surg Br. 1993;75:437–40.

31. Ostelo RW, de Vet HC. Clinically important outcomes in low back pain. Best Pract Res Clin Rheumatol. 2005;19:593–607.

32. Roos EM, Brandsson S, Karlsson J. Validation of the foot and ankle outcome score for ankle ligament reconstruction. Foot Ankle Int. 2001;22:788–94.

33. Roos EM, Engstrom M, Lagerquist A, Soderberg B. Clinical improvement after 6 weeks of eccentric exercise in patients with mid-portion Achilles tendinopathy – a randomized trial with 1-year follow-up. Scand J Med Sci Sports. 2004;14:286–95.

34. Salaffi F, Stancati A, Silvestri CA, Ciapetti A, Grassi W. Minimal clinically important changes in chronic musculoskeletal pain intensity measured on a numerical rating scale. Eur J Pain. 2004;8:283–91.

35. Schuman L, Struijs PA, van Dijk CN. Arthroscopic treatment for osteochondral defects of the talus. Results at follow-up at 2 to 11 years. J Bone Joint Surg Br. 2002;84:364–8.

36. Sindhu BS, Shechtman O, Tuckey L. Validity, reliability, and responsiveness of a digital version of the visual analog scale. J Hand Ther. 2011;24:356–63.

37. SooHoo NF, Shuler M, Fleming LL. Evaluation of the validity of the AOFAS Clinical Rating Systems by correlation to the SF-36. Foot Ankle Int. 2003; 24:50–5.

38. SooHoo NF, Vyas R, Samimi D. Responsiveness of the foot function index, AOFAS clinical rating systems, and SF-36 after foot and ankle surgery. Foot Ankle Int. 2006;27:930–4.

39. Takakura Y, Tanaka Y, Kumai T, Tamai S. Low tibial osteotomy for osteoarthritis of the ankle. Results of a new operation in 18 patients. J Bone Joint Surg Br. 1995;77:50–4.

40. Tanaka Y, Takakura Y, Hayashi K, Taniguchi A, Kumai T, Sugimoto K. Low tibial osteotomy for varus-type osteoarthritis of the ankle. J Bone Joint Surg Br. 2006;88:909–13.

41. Terwee CB, Bot SD, de Boer MR, van der Windt DA, Knol DL, Dekker J, Bouter LM, de Vet HC. Quality criteria were proposed for measurement properties of health status questionnaires. J Clin Epidemiol. 2007;60:34–42.

42. Thermann H. Treatment of osteochondritis dissecans of the talus. Sports Med Arthrosc. 1994;2:284–8.

43. Thermann H, Hufner T, Schratt E, Held C, von GS, Tscherne H. Long-term results of subtalar fusions after operative versus nonoperative treatment of os calcis fractures. Foot Ankle Int. 1999;20:408–16.

44. Tubach F, Ravaud P, Baron G, Falissard B, Logeart I, Bellamy N, Bombardier C, Felson D, Hochberg M, van der Heijde D, et al. Evaluation of clinically relevant changes in patient reported outcomes in knee and hip osteoarthritis: the minimal clinically important improvement. Ann Rheum Dis. 2005;64:29–33.

45. van Bergen CJ, Blankevoort L, de Haan RJ, Sierevelt IN, Meuffels DE, d'Hooghe PR, Krips R, van DG, van Dijk CN. Pulsed electromagnetic fields after arthroscopic treatment for osteochondral defects of the talus: double-blind randomized controlled multicenter trial. BMC Musculoskelet Disord. 2009;10:83.

46. van Bergen CJ, de Leeuw PA, van Dijk CN. Treatment of osteochondral defects of the talus. Rev Chir Orthop Reparatrice Appar Mot. 2008;94:398–408.

47. van Bergen CJ, de Leeuw PA, van Dijk CN. Potential pitfall in the microfracturing technique during the

arthroscopic treatment of an osteochondral lesion. Knee Surg Sports Traumatol Arthrosc. 2009;17: 184–7.

48. van Bergen CJ, Kox LS, Maas M, Sierevelt IN, Kerkhoffs GM, van Dijk CN. Arthroscopic treatment of osteochondral defects of the talus: outcomes at eight to twenty years of follow-up. J Bone Joint Surg Am. 2013;95:519–25.

49. van Dijk CN, Verhagen RA, Tol JL. Arthroscopy for problems after ankle fracture. J Bone Joint Surg Br. 1997;79:280–4.

50. Ware Jr JE, Sherbourne CD. The MOS 36-item short-form health survey (SF-36). I. Conceptual framework and item selection. Med Care. 1992;30:473–83.

51. Westphal T, Piatek S, Halm JP, Schubert S, Winckler S. Outcome of surgically treated intraarticular calcaneus fractures–SF-36 compared with AOFAS and MFS. Acta Orthop Scand. 2004;75:750–5.

52. Zengerink M, Struijs PA, Tol JL, van Dijk CN. Treatment of osteochondral lesions of the talus: a systematic review. Knee Surg Sports Traumatol Arthrosc. 2010;18:238–46.

53. Zinman C, Wolfson N, Reis ND. Osteochondritis dissecans of the dome of the talus. Computed tomography scanning in diagnosis and follow-up. J Bone Joint Surg Am. 1988;70A:1017–9.

第 12 章　踝关节骨软骨损伤的影像学随访检查

要点

- 标准 X 线摄片检查是以往最常用的影像学检查方法，但其无法评估软骨病变情况。如术中行截骨处理，则其可有效评估术后截骨端愈合情况

- 随着影像学检查技术的不断进步，CT 检查被越来越多地用于对踝关节骨软骨损伤的评估，CT 检查在评估软骨下损伤情况和制订术前计划方面仍具有实用意义

- MRI 检查是具有软骨显像模式的影像学检查方法，且此显像技术目前正日趋成熟。随着该技术的不断进步，其对软骨组织结构和生物学特性的评估质量得到了提高，但这需要专门的技术和掌握关于软骨组织修复过程方面的专门知识

- 二次镜下探查可有效评估软骨修复情况，但不应单纯以随访探查为目的行二次手术，MRI 检查同样可明确术后软骨修复情况，并可进一步明确软骨表面及软骨与骨交界部位愈合情况

12.1　引言

骨软骨损伤（osteochondral lesions，OCL）术后随访影像学检查包括标准 X 线检查、CT 检查和 MRI 检查，也可行二次镜下探查。有学者将这些随访检查手段与愈后评判结果相关联，并在 OCL 术后随访评估过程中同时运用这些检查方法以便对其敏感性和特异性进行对比 [16, 17, 20, 22, 24, 35, 36, 38]。标准 X 线摄片检查操作简单易行但不能评估关节软骨修复情况；二次镜下探查可直接观察病灶修复情况，缺点在于其为有创探查。MRI 和 CT 检查的优点在于其为无创检查，此外，由于检查技术的改进使得软骨评估的有效性增强。在临床上应设定一个影像学随访检查模式选择及时间点选择的标准。

12.2　标准 X 线检查

X 线检查曾是最常用的距骨 OCL 影像学评估手段，1959 年 Berndt 和 Harty 首次提出了以 X 线表现为基础的踝关节 OCL 分级系统 [4]。该分级系统据损伤的严重性将踝关节 OCL 分为 4 期：Ⅰ期：小的压缩骨折；Ⅱ期：不完全撕脱骨折；Ⅲ期：骨片完全撕脱但无移位；Ⅳ期：骨片移位 [4]。1989 年 Anderson 等对此分级系统进行了补充 [2]，补充后的分级系统需结合 MRI、CT 或骨扫描检查结果，该补充后的分级系统具体分级如下：Ⅰ期：软骨下骨小梁压缩；Ⅱ期：骨片不完全分离；ⅡA 期：软骨下骨囊肿形成；Ⅲ期：骨片分离但无移位；Ⅳ期：骨片移位。尽管 Berndt 和 Harty 分级系统是一项简

单且常用的分级系统，但以往一项研究结果表明，其仅可对 50% 的 OCL 进行前瞻性确诊分级，或对 66% 的 OCL 进行回顾性确诊分级 [20]。另一项研究的结果与之类似：OCL 行传统 X 线检查的漏诊率为 41%[36]。此外，Pritsch 等报道 X 线表现与镜下探查所见并无相关性。随着对 OCL 认识的深入，目前很多医师认为，软骨损伤的评估 / 治疗方法的选择应以损伤的稳定性及病损表面软骨损伤情况为基础来确定 [22]，这就是为何大多数医师趋向于利用更先进的技术手段来评估关节软骨损伤的原因，标准 X 线检查无法评估软骨表面，因此其在常规影像学随访检查或 OCL 术后随访过程中的评估作用有限。但如术中行截骨处理，则 X 线检查可用于评估术后截骨端愈合情况（图 12.1）。

12.3　CT 检查

高分辨率螺旋 CT 和 SPECT（单光子发射计算机断层扫描）是先进的 CT 检查改进技术，这两项技术提高了 CT 检查对 OCL 的评估效果 [19, 36]。CT 检查无法评估关节软骨损伤情况，但可有效评估软骨下骨的损伤大小、部位和程度 [8]（图 12.2）。有研究将高分辨率螺旋 CT 技术与 MRI 和镜下探查技术进行对比，结果表明这些检查模式在 OCL 检出率方面并无明显差异。研究表明，螺旋 CT 检查在损伤准确分级方面的特异性较高（0.99），对 OCL 的准确检出率达 81%[36]。SPECT 检查是在 CT 扫描的基础上添加三相核素骨扫描，以定位显影核素的成

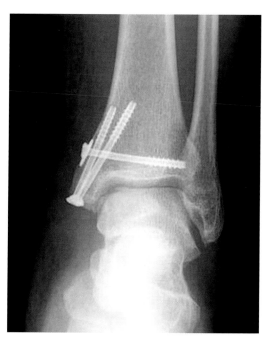

图 12.1　左踝自体骨软骨移植术后前后位 X 线摄片检查，术中为显露病灶行内踝截骨处理，图示截骨端已愈合，骨软骨移植物融合良好，图中并未见移植物影像

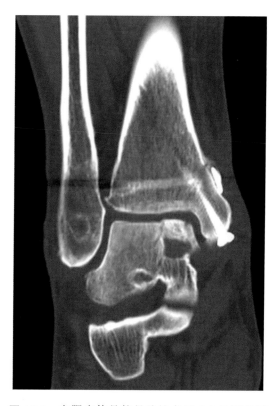

图 12.2　右踝自体骨软骨移植术后 6 个月冠状面 CT 扫描所见，术后可见囊肿形成

骨细胞活动，从而反映出损伤部位生物活性方面的信息[15, 16, 19, 27]。目前已有研究将此技术在OCL的诊治方面与MRI技术进行了直接对比，结果表明SPECT检查可提供影响决策制订方面的附加信息。但SPECT的施测者间信度低，这说明如运用此技术可能出现对检查结果的误判[19]。

距骨病变的MRI信号表现形式如骨髓水肿信号可能导致医师对OCL中骨损伤的程度估计过高。因此，可将CT检查作为随访过程中MRI检查的有效辅助手段[19, 26, 32]。但在这里有必要提及的是Verhagen等在一项研究中对MRI、镜下探查和螺旋CT检查进行了对比评估，结果表明MRI是更为敏感的检查手段，有4例螺旋CT检查漏诊的病例行MRI检查后被确诊，另外该研究中有5例行CT检查被证实为假阴性结果[36]。就影像学随访检查而言，CT检查对软骨下骨损伤、软骨下骨囊肿及骨水肿表现最为敏感，可评估病变部位骨质实际受累程度[7]。

12.4　MRI

关于MRI评估软骨的相关研究已十分深入，MRI可有效鉴别正常软骨、修复后软骨组织（包括纤维软骨组织）及滑膜组织[30]，可明确软骨形态、生物化学特点及功能特点，其甚至对软骨胶原纤维的排列方向及与软骨降解相关的病理变化也足够敏感[21, 30]（图12.3）。MRI在临床上用于评估骨髓刺激、生物可降解固定针固定、自体软骨细胞移植（ACI）及自体或同种异体骨软骨移植术后软骨组织修复情况[6, 13]。上述手术处理后行MRI检查可明确软骨下骨改变、关节三维形态变化、损伤部位填充百分比及修复组织的形态学信号改变[13]。因此，MRI是在术前诊断、术前计划、术后随访评估以及相关回顾和前瞻性研究过程中可提供有效信息的客观评估手段[11, 13, 30]。

还有一些比较性证据表明，MRI检查是一种有效的随访评估手段。距骨ACI术后5±1年和10年将MRI软骨组织修复（MOCART）评分与美国足部协会（AOFAS）临床效果评分系统相关联，结果表明MOCART评分系统与AOFAS评分系统存在明显相关性[3, 10]。此外，MRI检查所见软骨信号表现与二次镜下探查所见具有明显相关性[16, 18, 24, 38]。Henderson等行膝关节术后12个月MRI检查结果同时与二次镜下探查和组织活检结果对比研究，结果表明，MRI结果通常与镜下探查结果相一致[14]。因此作者认为，MRI检查在评估软骨修复情况方面的准确度与镜下探查评估和组织活检评估相当。

自多平面采集的标准双面多层加速或快速自旋回波（FSE）质子密度加权序列扫描以及脂肪抑制质子密度序列扫描技术是目前普遍接受的软骨MRI显影技术。通过这些扫描技术可评估术后软骨愈合情况及形态改变。此外，新推出的三维显像技术可按照软骨面修复、修复组织填充、修复组织厚度和容积进行评估[28, 29]。新近推出的基质量化评估技术包括T_2软骨图、T_1 rho、T_1加权脂肪抑制快速扰相梯度回波（FSPGR）及延迟钆增强软骨磁共振成像（dGEMRIC）技术，可显示软骨修复组织的组织学和生物化学特性。例如，FSPGR MRI在诊断距骨OCL方面被认为较传统MRI敏感，且可明确软骨组织蛋白聚糖含量[12, 26]。研究表明T_1 rho与软骨蛋白聚糖成分存在相关性[28]。国际软骨修复学会（ICRS）推荐的扫描序列为中间加权脂肪抑制和T_1加权3D脂肪抑制梯度回波（GRE）序列，是目前常用的软骨修复后评估扫描序列[6]。T_2软骨图MRI的计算弛豫时间与关节软骨胶原纤维的形态和走行相关[1, 25, 37]。1.5 T和3.0 T MRI扫描影像具有高分辨率，可显示自体骨软骨移植术后关节面连续性、骨性融合情况及移植物形态及融合情况[33]。对于距骨关节软骨损伤这一特殊病例建议行高分辨率 MRI 检查，这是由于其可反映出患者临床症状产生的原因，并可影响治疗决策的制订[7]。

　　有学者建议应于软骨修复术后 3 ~ 6 个月行 MRI 随访研究，之后于术后第 1 年末行第二次随访检查[6]。术后 3 ~ 6 个月首次随访的目的是评估修复组织的融合情况及软骨组织容量，术后第 1 年二次随访检查目的是为了评估软骨组织成熟度，以及自体或同种异体移植物移植术后移植物是否最终与自体骨质融合[33]。MRI 阅片分析需专门的技术人员，且阅片者需熟悉软骨修复技术、术后各个时期软骨修复组织的 MRI 信号表现特点及影像采集技术。术后 MRI 表现对于 OCL 患者的术后评估研究和临床治疗方法的改进是至关重要的，MRI 已成为临床上最主要的无创影像学随访检查方法。

12.5　二次镜下探查

　　二次镜下探查的优点在于可直视探查关节软骨表面，并可在术中利用探钩探查，是否存在软骨变软、凹陷或裂隙（图 12.4）。

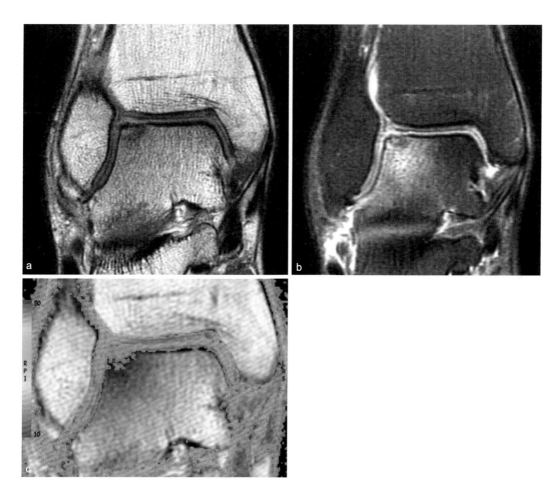

图 12.3　右踝冠状面 MRI T_1 加权（a）、T_2 加权（b）和 T_2 软骨图（c），图示 6mm×10mm 距骨外侧关节软骨全层损伤伴周围大片骨髓水肿信号

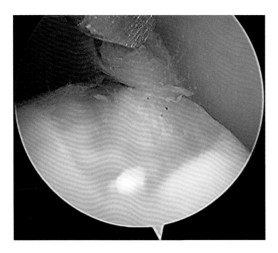

图 12.4 术后 2 年镜下探查见软骨纤维样修复，该患者为距骨穹窿内侧骨软骨损伤，初次手术行镜下微骨折处理

但这实际上是二次有创手术操作，因此在临床上很少被采用，关于二次镜下探查与其他软骨评估方法的对比研究也很少。目前认为镜下探查的效果优于 MRI 检查，有很多分级系统是以镜下探查所见为基础[6]。Ferkel 和 Cheng 提出的镜下探查分级系统将从软骨表面光滑至软骨片移位的病变表现分为 6 级[5]。ICRS 也提出了以缺损部位修复组织的填充程度、修复组织与周围软骨组织的融合程度及软骨表面大体观为基础的镜下评估系统[16,34]。二次镜下探查可经初次手术建立的标准前外侧、前内侧和后外侧入路完成操作，通常应在术后 1 年左右行二次手术探查，因为此时可有效评估软骨融合及软骨细胞成熟情况[6,9,16]。

有学者进行了二次镜下探查与其他术后随访影像学检查方法的对比研究。Lee 等报道微骨折术后 12 个月二次镜下探查与 AOFAS 评分存在明显相关性，其研究中采用的是 ICRS 和 Ferkel 与 Cheng 的镜下分级系统[16,23]。Lee 等报道距骨 ACI 术后 1 年运用二次镜下探查和 MOCART 随访对缺损部位修复及组织填充情况进行分值评估，结果表明二者评估结果明显相符，且组内相关

系数结果表明二次镜下探查具有良好的可靠性，但修复组织融合情况分值评估结果表明二次镜下探查可靠性较差[17]。一项独立研究结果表明，临床疗效评估、MOCART 分值评估和二次镜下探查评估之间并无明显相关性差异，因此二次镜下探查并非随访评估所必需[18]。另一项 ACI 术后 12 个月随访研究认为，二次镜下探查结果与 MRI 检查结果呈中度相关，MRI 在软骨成熟评分方面的效果较差。此外，手术医师对镜下评分系统的喜好可能导致评估结果的偏差，MRI 具有与二次镜下探查和组织活检相同的评估效果[14]。

镜下探查可在直视下完成评估，术中还可使用探钩探查软骨组织，镜下评分系统与临床疗效存在相关性[9]。但其为有创探查且术中无法评估软骨下骨病变情况，因此二次镜下探查并非是理想的软骨修复术后随访评估手段。如患者需取出关节内内固定物或骨折内固定物，或因其他原因需行切开手术处理，则可同时行镜下随访探查明确软骨组织修复情况。

总结

OCL 术后影像学随访检查包括标准 X 线摄片检查、CT、MRI 检查和二次镜下探查。标准 X 线摄片检查是以往常用的检查方法，很多软骨病变分级系统是以 Berndt 和 Harty 评分系统为基础的。X 线检查可明确急性 OCL 病变愈合情况、截骨端愈合或不愈合情况、骨性关节炎进展情况及关节内固定物固定情况，但其无法对术后软骨面改变进行随访评估。CT 扫描检查可提供详细的三维影像并可高度特异性地反映软骨下骨损伤情况，但 CT 检查无法评估关节软骨且可能忽略较小的浅层 OCL。MRI 是一种无创关节软骨评估手段，术后 3~6 个月和术后 12

个月行 MRI 检查的评估效果最为理想。如随访发现存在骨损伤、软骨下骨囊肿形成或明显骨髓水肿可疑表现，则进一步行 CT 检查可提供其他补充信息。有学者认为，镜下分级评估相比 MRI 能更好地反映关节软骨损伤程度，但镜下探查为有创操作，应在患者存在其他合并症需行手术时一并行镜下探查，而不应单纯以随访评估为目的行镜下探查。尽管 MRI 并非是在直视下评估，但通过一些特殊的技术可反映出很多信息，如软骨胶原纤维的排列程度。MRI 被认为敏感度越来越高，其为软骨组织修复提供了一个很高的标准要求，有利于对软骨和骨组织损伤术后的随访研究和治疗效果评估。很多软骨影像学方面研究文献的内容主要涉及 OCL 的影像学诊断，而并非是术后随访的影像学表现。更进一步的术后随访影像学检查模式对比研究和临床研究将有助于建立一个随访影像学检查模式选择和时限界定的指南。

（原著者：Keir A. Ross, Niall A. Smyth, Francesca Vannini, John G. Kennedy）

参考文献

1. Alhadlaq HA, Xia Y, Moody JB, Matyas JR. Detecting structural changes in early experimental osteoarthritis of tibial cartilage by microscopic magnetic resonance imaging and polarised light microscopy. Ann Rheum Dis. 2004;63:709–17.

2. Anderson IF, Crichton KJ, Grattan-Smith T, Cooper RA, Brazier D. Osteochondral fractures of the dome of the talus. J Bone Joint Surg Am. 1989;71:1143–52.

3. Battaglia M, Vannini F, Buda R, Cavallo M, Ruffilli A, Monti C, Galletti S, Giannini S. Arthroscopic autologous chondrocyte implantation in osteochondral lesions of the talus: mid-term T2-mapping MRI evaluation. Knee Surg Sports Traumatol Arthrosc. 2011;19:1376–84.

4. Berndt AL, Harty M. Transchondral fractures (osteochondritis dissecans) of the talus. J Bone Joint Surg Am. 1959;41-A:988–1020.

5. Cheng MS, Ferkel RD, Applegate GR. Osteochondral lesions of the talus: a radiologic and surgical comparison. In: Oral presentation presented at: annual meeting of the American Academy of Orthopaedic Surgeons. New Orleans, Feb 1995.

6. Choi YS, Potter HG, Chun TJ. MR imaging of cartilage repair in the knee and ankle. Radiographics. 2008;28:1043–59.

7. Easley ME, Latt LD, Santangelo JR, Merian-Genast M, Nunley 2nd JA. Osteochondral lesions of the talus. J Am Acad Orthop Surg. 2010;18:616–30.

8. Ferkel RD, Flannigan BD, Elkins BS. Magnetic resonance imaging of the foot and ankle: correlation of normal anatomy with pathologic conditions. Foot Ankle. 1991;11:289–305.

9. Ferkel RD, Zanotti RM, Komenda GA, Sgaglione NA, Cheng MS, Applegate GR, Dopirak RM. Arthroscopic treatment of chronic osteochondral lesions of the talus: long-term results. Am J Sports Med. 2008;36:1750–62.

10. Giannini S, Battaglia M, Buda R, Cavallo M, Ruffilli A, Vannini F. Surgical treatment of osteochondral lesions of the talus by open-field autologous chondrocyte implantation: a 10-year follow-up clinical and magnetic resonance imaging T2-mapping evaluation. Am J Sports Med. 2009;37:112S–8.

11. Griffith JF, Lau DT, Yeung DK, Wong MW. High-resolution MR imaging of talar osteochondral lesions with new classification. Skeletal Radiol. 2012;41:387–99.

12. Hao DP, Zhang JZ, Wang ZC, Xu WJ, Liu JH, Yang BT. Osteochondral lesions of the talus: comparison of three-dimensional fat-suppressed fast spoiled gradient-echo magnetic resonance imaging and conventional magnetic resonance imaging. J Am Podiatr Med Assoc. 2010;100:189–94.

13. Hayter C, Potter H. Magnetic resonance imaging of cartilage repair techniques. J Knee Surg. 2011;24:225–40.

14. Henderson IJ, Tuy B, Connell D, Oakes B, Hettwer WH. Prospective clinical study of autologous chondrocyte implantation and correlation with MRI at three and 12 months. J Bone Joint Surg Br. 2003;85:1060–6.

15. Knupp M, Pagenstert GI, Barg A, Bolliger L, Easley ME, Hintermann B. SPECT- CT compared with conventional imaging modalities for the assessment of the varus and valgus malaligned hindfoot. J Orthop Res. 2009;27:1461–6.

16. Lee KB, Bai LB, Yoon TR, Jung ST, Seon JK. Second-look arthroscopic findings and clinical outcomes after microfracture for osteochondral lesions of the talus. Am J Sports Med. 2009;37:63S–70.

17. Lee KT, Choi YS, Lee YK, Cha SD, Koo HM. Comparison of MRI and arthroscopy in modified MOCART scoring system after autologous chondrocyte implantation for osteochondral lesion of the talus. Orthopedics. 2011;34:e356–62.

18. Lee KT, Lee YK, Young KW, Park SY, Kim JS. Factors influencing result of autologous chondrocyte implantation in osteochondral lesion of the talus using second look arthroscopy. Scand J Med Sci Sports. 2012;22:510–5.

19. Leumann A, Valderrabano V, Plaass C, Rasch H, Studler U, Hintermann B, Pagenstert GI. A novel imaging method for osteochondral lesions of the talus comparison of SPECT-CT with MRI. Am J Sports

Med. 2011;39:1095–101.

20. Loomer R, Fisher C, Lloyd-Smith R, Sisler J, Cooner T. Osteochondral lesions of the talus. Am J Sports Med. 1993;21:13–9.

21. Maier CF, Tan SG, Hariharan H, Potter HG. T2 quantitation of articular cartilage at 1.5 T. J Magn Reson Imaging. 2003;17:358–64.

22. Mintz DN, Tashjian GS, Connell DA, Deland JT, O'Malley M, Potter HG. Osteochondral lesions of the talus: a new magnetic resonance grading system with arthroscopic correlation. Arthroscopy. 2003;19: 353–9.

23. Nam EK, Ferkel RD, Applegate GR. Autologous chondrocyte implantation of the ankle: a 2- to 5-year follow-up. Am J Sports Med. 2009;37:274–84.

24. Nelson DW, DiPaola J, Colville M, Schmidgall J. Osteochondritis dissecans of the talus and knee: prospective comparison of MR and arthroscopic classifications. J Comput Assist Tomogr. 1990;14:804–8.

25. Nieminen MT, Rieppo J, Töyräs J, Hakumäki JM, Silvennoinen J, Hyttinen MM, Helminen HJ, Jurvelin JS. T2 relaxation reveals spatial collagen architecture in articular cartilage: a comparative quantitative MRI and polarized light microscopic study. Magn Reson Med. 2001;46:487–93.

26. O'Loughlin PF, Heyworth BE, Kennedy JG. Current concepts in the diagnosis and treatment of osteochondral lesions of the ankle. Am J Sports Med. 2010;38: 392–404.

27. Pagenstert GI, Barg A, Leumann AG, Rasch H, Müller-Brand J, Hintermann B, Valderrabano V. SPECT-CT imaging in degenerative joint disease of the foot and ankle. J Bone Joint Surg Br. 2009;91: 1191–6.

28. Potter HG, Black BR, le Chong R. New techniques in articular cartilage imaging. Clin Sports Med. 2009;28:77–94.

29. Potter HG, le Chong R. Magnetic resonance imaging assessment of chondral lesions and repair. J Bone Joint Surg Am. 2009;91:126–31.

30. Potter HG, le Chong R, Sneag DB. Magnetic resonance imaging of cartilage repair. Sports Med Arthrosc. 2008;16:236–45.

31. Pritsch M, Horoshovski H, Farine I. Arthroscopic treatment of osteochondral lesions of the talus. J Bone Joint Surg Am. 1986;68:862–5.

32. Stroud CC, Marks RM. Imaging of osteochondral lesions of the talus. Foot Ankle Clin. 2000;5:119–33.

33. Trattnig S, Millington SA, Szomolanyi P, Marlovits S. MR imaging of osteochondral grafts and autologous chondrocyte implantation. Eur Radiol. 2007;17: 103–18.

34. van den Borne MP, Raijmakers NJ, Vanlauwe J, Victor J, de Jong SN, Bellemans J, Saris DB. International Cartilage Repair Society (ICRS) and Oswestry macroscopic cartilage evaluation scores validated for use in autologous chondrocyte implantation (ACI) and microfracture. Osteoarthritis Cartilage. 2007;15:1397–402.

35. Ventura A, Terzaghi C, Legnani C, Borgo E. Treatment of post-traumatic osteochondral lesions of the talus: a four-step approach. Knee Surg Sports Traumatol Arthrosc. 2013;21:1245–50.

36. Verhagen RA, Maas M, Dijkgraaf MG, Tol JL, Krips R, van Dijk CN. Prospective study on diagnostic strategies in osteochondral lesions of the talus. Is MRI superior to helical CT? J Bone Joint Surg Br. 2005;87: 41–6.

37. Xia Y. Heterogeneity of cartilage laminae in MR imaging. J Magn Reson Imaging. 2000;11:686–93.

38. Zengerink M, Szerb I, Hangody L, Dopirak RM, Ferkel RD, van Dijk CN. Current concepts: treatment of osteochondral ankle defects. Foot Ankle Clin. 2006;11:331–59.

第 13 章　术后运动恢复情况

要点

- 术后何时恢复体育运动取决于患者所期望达到的活动水平
- 每种术式都有其针对性的康复计划和运动恢复方面的相关指南

13.1　引言

距骨骨软骨损伤（OCD）常发生于踝关节扭伤后[35]，此类损伤可对患者生活质量产生严重影响[23, 35]。如患者持续存在不适症状，行病变清除和骨髓刺激（excision and bone marrow stimulation，ECBS）为治疗的"金标准"[29]。距骨骨软骨损伤 ECBS 手术后康复的主要目的是为了恢复受伤前运动水平。对于运动员而言，何时能够恢复受伤前运动水平也是十分重要的。恢复体育运动的关键时期是术后 3～6 个月[4, 17, 24]。50%～91% 的行自体骨软骨移植（OATS）术的患者能够恢复体育运动[12, 28]。行自体软骨细胞移植（ACI）的患者可于术后 8～10 个月开始参加体育活动[7, 19, 34]。本章主要讨论术后运动水平的恢复并提出术后运动康复指南。

13.2　活动水平

我们认为 OCD 治疗后应按照以下四级活动水平进行康复练习并逐步恢复体育活动：行走、跑、非接触性体育活动以及接触性体育活动[32, 33]。治疗后首先开始也是基础水平的活动是恢复正常行走，之后开始恢复跑步活动，第三步是开始恢复非接触性体育活动，最后开始恢复最高水平的接触性体育活动。这四级活动水平最早见于跟腱撕裂治疗后的康复指南，但此系统的活动指南也可用于各种踝关节损伤治疗后的康复，因此也可用于 OCD 术后的康复水平评估。另一种评估方法是 Halasi 等[11]提出的踝关节活动评分，该评分系统需对每个病例组行 53 项体育活动、3 项工作活动、4 项日常活动评估，每个项目分为 3 级，是一项全面的评分系统。上述这两个评估方法可对踝关节损伤进行专门的分值评估，我们常采用第一种方法是因为其操作方法简单。

13.3　活动水平恢复

1 级水平活动：康复第一阶段需恢复正常行走。手术当天即可在部分负重下开始行走，并开始主动屈伸活动练习。决定不负重或部分负重时间的最重要因素为修复组织的质量和强度。在术后当天，肉芽组织形成及其之后的纤维软骨组织形成过程即已开始。部分负重可促进关节液对软骨细胞的营养作用，至术后 6~8 周纤维软骨组织形成后方可允许完全负重。负重活动可刺激纤维软骨下方成骨细胞的成骨作用，在此阶段的后期为恢复正常的踝关节活动稳定性，可开始本体感觉练习。如行 ECBS 则第一阶段康复的目的是为了于术后 6~8 周可正常行走。

2 级水平活动：此级活动水平康复是为了恢复在平路面跑步能力。在此活动水平康复开始之前，踝关节屈伸活动范围应正常，本体感觉功能应已恢复。能够完成自主侧向移动活动和双小腿肌力差别小于 12% 对于恢复跑步能力是重要的，为此应行肌力、耐力和专项技能练习。在此阶段活动量增加后如出现疼痛和肿胀表现，则需减缓康复练习活动，疼痛和肿胀通常可在 24 小时后缓解。如何恢复活动水平取决于患者采用了何种术式，后面将对此详细讨论。

3 级水平活动：3 级水平活动是指恢复非接触性体育运动。此阶段后期，患者应能够完成平坦路面跑步、冲刺跑、跳绳、扭转活动。通过更进一步的速度和耐力练习可达到上述目标。

4 级水平活动：4 级水平活动是指可参加最高水平的接触性体育运动。此阶段应主要行速度、肌力和耐力方面的康复练习，以使患者能够完成在不平路面跑步、瞬间发力、改变方向等其他专项体育活动。

13.4 OCD 治疗后体育运动恢复情况的文献研究

13.4.1 骨髓刺激

很多学者对骨髓刺激处理后患者恢复体育运动情况进行了讨论。多数学者建议患者于术后 12 周开始参加冲击性活动 [20, 24, 25, 29, 35]，术后 4~6 个月据肌力恢复情况可开始非接触性体育运动 [5, 8]。文献研究结果表明，63%~79% 的患者可恢复至伤前体育运动水平 [16, 20]。也有学者认为术后 4~5 个月可开始参加更高水平的体育运动，如足球和篮球运动 [24, 25]。

13.4.2 自体骨软骨移植（OATS）

此类患者术后 4 周内应保持不负重，术后第 1 周内给予夹板固定，之后开始鼓励患者行角度练习，之后患者可部分负重活动 2 周，术后 6 周开始完全负重康复练习 [15]。50%~91% 的患者可恢复至 3 级或 4 级水平活动 [12, 28]，但文献中并未提及患者恢复体育运动的时间。

13.4.3 同种异体移植

据移植物大小的不同，大多数同种异体移植术后患者需给予非负重位下石膏、夹板或助行器固定 6~12 周 [1, 6, 9, 10, 22, 27]。同时鼓励患者行矢状面上主动与被动屈伸角度练习。但文献中并未提及患者恢复正常行走及跑步运动的时间。需根据同种异体移植物与距骨愈合程度的不同，限制或鼓励患者的活动。文献报道术后 1 年可允许患者恢复参加竞技性体育比赛 [10]。

13.4.4 HemiCAP 假体

内踝截骨并行金属假体植入术后患者需给予石膏固定限制负重 1~2 周。之后给予功能性支具固定 4~5 周，共限制负重 6 周。

6 周后可在 1 个月内逐渐开始完全负重活动 [30]。平均恢复工作活动时间为术后 11 周（范围为 2 ~ 25.6 周）。对此类患者而言，恢复跑步和体育活动并非其康复的目的。据我们的统计，有 75% 的患者希望能够恢复跑步和体育活动。66.7% 的患者能够于术后 25.5 周（范围 7.1 ~ 57.4 周）恢复 [31]。

13.4.5　原位固定

巨大距骨骨软骨碎片原位固定术后需根据手术入路的不同而采用不同的康复计划。如行内踝截骨，则需给予石膏固定限制负重 6 周 [14]，之后允许部分负重活动，至术后 8 ~ 10 周可完全负重。如骨片经前方镜下固定或前方关节切开固定，术后第 1 天即可允许患者行跖屈或背伸活动，自术后第 6 周开始部分负重，至术后第 8 周开始完全负重 [18]。术后 3 个月开始 2 级水平活动 [18]，术后 4 个月开始非接触性体育活动 [14]。

13.4.6　跟骨滑动截骨

跟骨滑动截骨术后康复需先给予石膏固定限制负重 4 周 [2, 3, 21, 26]。之后允许负重但继续给予石膏或靴具固定 4 周。文献中并未说明患者恢复体育运动的时间。我们在临床上允许患者术后 12 周开始跑步活动，术后 4 个月开始非接触性体育活动，术后 5 个月开始进行接触性体育活动。

13.4.7　自体软骨细胞移植（ACI）

自体软骨细胞移植术后 6 ~ 8 周内需限制负重或部分负重，但允许患者行主动或被动屈伸练习。术后 6 周可完全负重，术后 12 周屈伸角度应达到完全正常。术后 3 ~ 4 个月患者可增加训练强度，并开始慢跑运动。术后 8 ~ 10 个月可参加更高程度的冲击性活动及体育专项训练 [7, 19, 34]。

13.4.8　逆行钻孔

逆行钻孔术后康复包括以下几个方面：术后应立即开始行主动屈伸练习；根据病变损伤大小，术后 2 ~ 4 周可部分负重；正常情况下术后 6 周可完全负重活动；术后 3 个月可考虑更进一步的 3 级活动练习；术后 6 个月可完全恢复体育活动 [13]。

我们以上述文献研究为基础，归纳出了距骨 OCL 术后康复时间表，详见图 13.1。在临床上，当患者的活动水平（在每个时间段达到方框中所列的前述各项要求）达到要求后，可进行下一水平的康复活动练习。

总结

体育活动的恢复时间取决于病变修复所采用的术式。为恢复接触性体育活动，患者首先需能够恢复至正常行走的运动水平，之后开始跑步活动及恢复非接触性体育活动。需根据患者所期望达到的活动水平进行各种专项康复练习。毫无疑问，一个急于恢复运动的运动员与一个没有强烈恢复愿望的患者相比，能够更早地恢复体育运动。

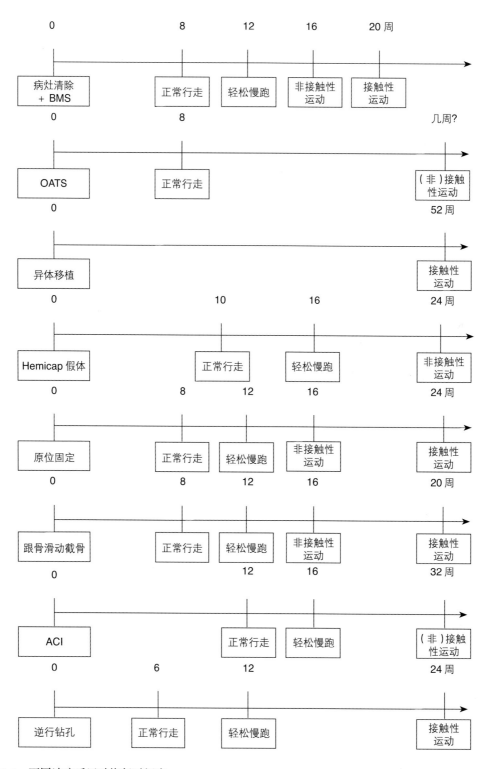

图 13-1　不同治疗后运动恢复时间表

（原著者：Inge C. M. van Eekeren, C. Niek van Dijk）

参考文献

1. Berlet GC, Hyer CF, Philbin TM, Hartman JF, Wright ML. Does fresh osteochondral allograft transplantation of talar osteochondral defects improve function? Clin Orthop Relat Res. 2011;469:2356–66.

2. Catanzariti AR, Lee MS, Mendicino RW. Posterior calcaneal displacement osteotomy for adult acquired flatfoot. J Foot Ankle Surg. 2000;39:2–14.

3. Catanzariti AR, Mendicino RW, King GL, Neerings B. Double calcaneal osteotomy: realignment considerations in eight patients. J Am Podiatr Med Assoc. 2005;95:53–9.

4. Cerynik DL, Lewullis GE, Joves BC, Palmer MP, Tom JA. Outcomes of microfracture in professional basketball players. Knee Surg Sports Traumatol Arthrosc. 2009;17:1135–9.

5. Chuckpaiwong B, Berkson EM, Theodore GH. Microfracture for osteochondral lesions of the ankle: outcome analysis and outcome predictors of 105 cases. Arthroscopy. 2008;24:106–12.

6. El-Rashidy H, Villacis D, Omar I, Kelikian AS. Fresh osteochondral allograft for the treatment of cartilage defects of the talus: a retrospective review. J Bone Joint Surg Am. 2011;93:1634–40.

7. Giannini S, Buda R, Faldini C, Vannini F, Bevoni R, Grandi G, Grigolo B, Berti L. Surgical treatment of osteochondral lesions of the talus in young active patients. J Bone Joint Surg Am. 2005;87 Suppl 2:28–41.

8. Guo QW, Hu YL, Jiao C, Yu CL, Ao YF. Arthroscopic treatment for osteochondral lesions of the talus: analysis of outcome predictors. Chin Med J (Engl). 2010;123:296–300.

9. Haene R, Qamirani E, Story RA, Pinsker E, Daniels TR. Intermediate outcomes of fresh talar osteochondral allografts for treatment of large osteochondral lesions of the talus. J Bone Joint Surg Am. 2012;94:1105–10.

10. Hahn DB, Aanstoos ME, Wilkins RM. Osteochondral lesions of the talus treated with fresh talar allografts. Foot Ankle Int. 2010;31:277–82.

11. Halasi T, Kynsburg A, Tallay A, Berkes I. Development of a new activity score for the evaluation of ankle instability. Am J Sports Med. 2004;32:899–908.

12. Hangody L, Kish G, Modis L, Szerb I, Gaspar L, Dioszegi Z, Kendik Z. Mosaicplasty for the treatment of osteochondritis dissecans of the talus: two to seven year results in 36 patients. Foot Ankle Int. 2001;22:552–8.

13. Kono M, Takao M, Naito K, Uchio Y, Ochi M. Retrograde drilling for osteochondral lesions of the talar dome. Am J Sports Med. 2006;34:1450–6.

14. Kumai T, Takakura Y, Kitada C, Tanaka Y, Hayashi K. Fixation of osteochondral lesions of the talus using cortical bone pegs. J Bone Joint Surg Br. 2002;84:369–74.

15. Lee CH, Chao KH, Huang GS, Wu SS. Osteochondral autografts for osteochondritis dissecans of the talus. Foot Ankle Int. 2003;24:815–22.

16. Lee KB, Bai LB, Chung JY, Seon JK. Arthroscopic microfracture for osteochondral lesions of the talus. Knee Surg Sports Traumatol Arthrosc. 2010;18:247–53.

17. Mithoefer K, Williams III RJ, Warren RF, Wickiewicz TL, Marx RG. High-impact athletics after knee articular cartilage repair: a prospective evaluation of the microfracture technique. Am J Sports Med. 2006;34:1413–8.

18. Nakagawa S, Hara K, Minami G, Arai Y, Kubo T. Arthroscopic fixation technique for osteochondral lesions of the talus. Foot Ankle Int. 2010;31:1025–7.

19. Nam EK, Ferkel RD, Applegate GR. Autologous chondrocyte implantation of the ankle: a 2- to 5-year follow-up. Am J Sports Med. 2009;37:274–84.

20. Ogilvie-Harris DJ, Sarrosa EA. Arthroscopic treatment of osteochondritis dissecans of the talus. Arthroscopy. 1999;15:805–8.

21. Pagenstert GI, Hintermann B, Barg A, Leumann A, Valderrabano V. Realignment surgery as alternative treatment of varus and valgus ankle osteoarthritis. Clin Orthop Relat Res. 2007;462:156–68.

22. Raikin SM. Fresh osteochondral allografts for large-volume cystic osteochondral defects of the talus. J Bone Joint Surg Am. 2009;91:2818–26.

23. Robinson DE, Winson IG, Harries WJ, Kelly AJ. Arthroscopic treatment of osteochondral lesions of the talus. J Bone Joint Surg Br. 2003;85:989–93.

24. Saxena A, Eakin C. Articular talar injuries in athletes: results of microfracture and autogenous bone graft. Am J Sports Med. 2007;35:1680–7.

25. Seijas R, Alvarez P, Ares O, Steinbacher G, Cusco X, Cugat R. Osteocartilaginous lesions of the talus in soccer players. Arch Orthop Trauma Surg. 2010;130:329–33.

26. Stufkens SA, Knupp M, Hintermann B. Medial displacement calcaneal osteotomy. Tech Foot Ankle Surg. 2009;8:85–90.

27. Tasto JP, Ostrander R, Bugbee W, Brage M. The diagnosis and management of osteochondral lesions of the talus: osteochondral allograft update. Arthroscopy. 2003;19 Suppl 1:138–41.

28. Valderrabano V, Leumann A, Rasch H, Egelhof T, Hintermann B, Pagenstert G. Knee-to-ankle mosaicplasty for the treatment of osteochondral lesions of the ankle joint. Am J Sports Med. 2009;37 Suppl 1:105S–11.

29. van Bergen CJ, de Leeuw PA, van Dijk CN. Treatment of osteochondral defects of the talus. Rev Chir Orthop Reparatrice Appar Mot. 2008;94:398–408.

30. van Bergen CJ, Reilingh ML, van Dijk CN. Tertiary osteochondral defect of the talus treated by a novel contoured metal implant. Knee Surg Sports Traumatol Arthrosc. 2011;19:999–1003.

31. van Bergen CJ, van Eekeren IC, Reilingh ML, van

Dijk CN. Metal implantation resurfacing for secondary osteochondral defects of the talus. 2013. Ref type: Unpublished work.

32. van Eekeren IC, Reilingh ML, van Dijk CN. Rehabilitation and return-to-sports activity after debridement and bone marrow stimulation of osteochondral talar defects. Sports Med. 2012;42:857–70.

33. van Sterkenburg MN, Donley BG, van Dijk CN. Guidelines for sport resumption. In: van Dijk CN, Karlsson J, Maffuli N, Thermann H, editors. Achilles tendon rupture. Surrey: DJO Publications; 2008. p. 107–16.

34. Whittaker JP, Smith G, Makwana N, Roberts S, Harrison PE, Laing P, Richardson JB. Early results of autologous chondrocyte implantation in the talus. J Bone Joint Surg Br. 2005;87:179–83.

35. Zengerink M, Szerb I, Hangody L, Dopirak RM, Ferkel RD, van Dijk CN. Current concepts: treatment of osteochondral ankle defects. Foot Ankle Clin. 2006;11:331–59, vi.

第 14 章　骨髓刺激治疗术后康复

要点

- 目前尚无简单、理想的距骨骨软骨损伤骨髓刺激术后康复方案
- 目前临床上采用的各种术后康复方法尚需进一步的疗效研究数据支持
- 各种康复方法需根据患者自身因素及病变情况进行调整，并进行个体化的康复练习

14.1　引言

超过 15mm 的距骨骨软骨损伤的主要处理方法包括镜下清理（病变清除与刮除）和骨髓刺激（BMS）[54]。骨髓刺激治疗的目的是为了通过钻孔和微骨折处理操作建立与软骨下骨的联系通道。手术治疗的主要目的是为了使患者能够恢复日常活动和伤前运动水平。目前学者们在术后康复方面尚未达成共识。术后给予减小应力及可控的关节运动可刺激关节软骨修复，很多术后持续被动活动（continuous passive motion，CPM）与石膏固定对比的（动物研究）结果表明，给予术后 CPM 处理的患者病灶愈合更快，且修复软骨组织更厚、更坚硬，修复组织的蛋白聚糖含量更高[18, 37, 41]。与之相比，延长固定时间及降低关节应力可能导致软骨病变，而过度的应力也可能破坏修复组织[12]，因此要在早期负重和延迟负重之间建立一个理想的平衡点并非易事。

14.2　镜下 BMS 处理后组织愈合过程

多点微骨折处理可破坏骨内血管，导致生长因子释放和血纤维凝块形成，并进一步刺激促进组织修复的生长因子和细胞因子释放[11, 19]。在术后 2 周内，未分化的间充质细胞增殖并分化为软骨样细胞，后者可产生一种含有 II 型胶原和蛋白聚糖的基质，间充质细胞也可分化为具有新骨形成作用的成骨样细胞[20, 22, 35]。至术后 6~8 周，软骨损伤部位修复组织成分包括位于蛋白聚糖基质中的软骨样细胞、II 型胶原（主要胶原成分）和一部分 I 型胶原。至术后 12 周，损伤部位为透明软骨样组织填充，其主要成分为纤维软骨细胞和透明软骨细胞以及其间成熟的 II 型胶原[21, 22]。术后早期形成的编织骨沉积形成板状骨，同时软骨下骨经重塑形成紧密的骨板并再次形成潮线[39]。

14.3　踝关节镜下 BMS 处理术后康复的文献研究

自从 20 世纪 50 年代以来，骨软骨损伤清理术在临床上得以普遍开展[8]。该术式

应用数年后学者们推出了通过钻孔或微骨折行骨髓刺激处理加病灶清理的方法[2, 25]，术中需行关节切开伴或不伴踝关节截骨显露病灶[2, 16, 17, 25, 32, 36]。如行踝关节截骨，则建议术后给予石膏或夹板固定 12 周[2, 17, 32, 36]。通常术后 6～8 周内限制负重，但相关文献中关于主动及被动屈伸活动练习的描述各不相同[2, 17, 32, 36]。有些学者提出如仅行关节切开而未行截骨处理，可给予石膏固定 1～2 周并限制负重 8～12 周；另有学者提出首先开始轻柔的主动屈伸练习以促进新生软骨细胞形成，之后在不同的时间段内逐渐开始部分负重活动[2, 17, 36]。

关节镜下操作技术已成为临床上的常规术式，镜下病变刮除、清理和骨髓刺激已成为骨软骨损伤处理的标准术式，其总的成功率为 85%[50, 54]。尽管此手术方法的疗效良好，但目前学者在其术后康复方面仍未达成共识。目前普遍认为术后应在一定时期内限制负重以保护愈合中的组织，但文献中对此时限界定存在差异，范围从术后 3～5 天至 3 个月，目前尚无明显经过科学验证的限制负重时限的相关建议。

最为保守的康复建议是石膏或夹板固定限制负重 6～12 周，某些情况下也可不给予固定支持，早期即开始屈伸活动练习[23, 31, 52]。之后立即或在 2 周内开始部分或完全负重，据报道采用此康复方法的成功率为 80%～90%[23, 31, 52]。较为积极的康复方法允许患者在条件允许的情况下术后即刻或于术后 2 周内负重活动，据统计采用该方法的良好率为 75%～100%[5, 13-15, 43]。另有一些研究文献建议术后 3～4 周限制负重活动或仅部分负重[6, 7, 9, 40, 42, 46, 48, 49]，给予石膏固定或后方夹板固定限制屈伸活动[9, 42, 46]，也可行主动屈伸活动练习或行 CPM 练习[6, 7, 48]。

除以下两个研究外，大多数研究报道微骨折术后疗效良好率为 78%～100%[6, 7, 42, 46, 48]。Bonnin 和 Bouysset 认为疗效良好率仅为 66%，而 Robinson 等认为仅 52% 的患者疗效良好，这两个研究均发现，内侧损伤的疗效差[9, 40]。两项研究中并未发现与其他研究相比疗效差异方面的与术后康复相关的共同因素。

总的来说，对于术后是否应早期负重或延迟负重活动，以及术后是否应限制屈伸活动练习等问题目前仍未有明确意见。最近的一项研究对距骨镜下骨髓刺激处理患者行术后早期负重活动及延迟负重活动临床效果对比[30]。早期负重组患者术后给予夹板固定，1 周后给予行走靴具固定并允许部分负重活动，尽早开始完全负重活动，术后 1 周内尽早开始行主动屈伸活动练习。延迟负重组患者行石膏固定 1 周后，继续限制负重并给予可拆卸后方夹板固定 6 周，同时开始主动屈伸活动练习，6 周后开始部分负重活动 2 周，之后开始完全负重活动。结果表明，术后 6 个月、12 个月或 37 个月随访发现早期负重组和延迟负重组在 AOFAS 评分、VAS 评分或活动水平评分方面并无明显差异[30]。决定疗效的一个潜在因素是损伤的大小，Chuckpaiwong 等认为巨大损伤（直径＞15mm）与较小损伤（直径＜15mm）相比疗效差。其研究中所有患者均采用同样的康复方法：夹板固定 1～2 周并给予部分负重，之后尽早开始在行走靴具保护下完全负重活动[15]。最近，Hunt 等提出，10mm 或更大损伤的周缘靠近关节应力峰值所在部位[28]，此阈值特点与膝关节内的相关研究结果类似[24]，且已经过有限元模型研究证实[38]。这可以看做是巨大损伤临床治疗失败的原因，因此对于巨大损伤或前方损伤应延长部分负重活动的时间。

14.4 膝关节微骨折术后康复的经验

膝关节软骨损伤较为常见，有研究统计镜下探查距骨骨软骨损伤的发生率为 19%[27]，另有研究报道全层关节软骨损伤发生率为 11%[3]。自从 20 世纪 80 年代 Steadman 发明微骨折操作技术以来，该技术目前已成为此类膝关节损伤最常用的处理方法 [10]。尽管很多患者曾行此术式 [34]，但目前在膝关节微骨折处理术后如何康复方面仍有一些争议，每个医师在实际术后康复指导方面存在很大差异 [47]。这可能是因为尽管目前学者们公认保护微骨折处理部位修复组织和为透明软骨修复提供一个适宜的环境是术后康复的主要目的，但支持各种特殊康复措施的试验和临床研究证据仍较少 [33]。尽管高剪切应力可能导致术后早期修复组织破坏，但也有证据表明，中度机械压力和低剪切应力可能有利于组织修复，而制动和静态加压可能产生负面效应 [4, 26, 29]。基于上述证据，Steadman 与其团队以微骨折术后软骨修复生物学特点为基础提出了一个详细的术后康复指南 [45, 53]，本章将对此进行回顾并讨论与术后康复相关的一些争议。

Steadman 康复指南的目的是为了给微骨折处理后诱导产生的修复组织提供适宜的愈合环境，以保证其在术后能够形成成熟的修复组织以替代下方的缺损部位。该指南包括两个方案：第一个是针对股骨髁和胫骨平台损伤；第二个是针对髌股关节损伤。下面将对其进行详细讨论。

14.5 股骨髁或胫骨平台损伤术后康复

14.5.1 第一阶段：0 ~ 8 周

术后第一阶段康复的主要目的是为了保护骨髓血凝块、恢复关节屈伸活动及股四头肌功能及减轻关节肿胀，此阶段中最重要的是 CPM 的应用和仅允许患者轻触地负重活动。

术后患肢立即置于 CPM 锻炼机上（30° ~ 70° 活动范围每分钟循环一次），术后 8 周每天活动 6 ~ 8 小时。如患者无法耐受则可给予每日 500 次被动屈伸活动练习。同时为恢复股四头肌功能需开始肌力练习，在轻触地负重活动期间无需支具固定，在上述练习的同时需开始髌骨移动练习，以避免髌腱粘连，后者可增加膝关节反应应力 [1]；广泛粘连松解也是目前常规的辅助治疗手段 [53]。也可采用冷疗改善疼痛和肿胀症状，术后 2 周开始深水中跑步运动和无阻力单车骑行运动并可根据患者情况增大运动量，到术后 8 周需能够达到持续骑行 45 分钟的目标。

14.5.2 第二阶段：9 ~ 16 周

大多数患者在去除拐杖后 1 周即可负重活动，当患者能够完全负重活动及屈伸活动正常后，康复训练的主要目标为恢复正常肌肉功能及耐力，并开始双腿闭链活动练习。

单车骑行需逐渐增加阻力以达到可无痛

条件下骑行45分钟的目的，但应注意具体时间需根据患者自身情况调整以避免关节过度承受应力。也可开始坡度为7°的跑步机步行锻炼，但锻炼时应注意限制行走时产生的压应力（每次行走5～10分钟，据具体情况每周增加5分钟）。闭链练习的目的仍是为了建立肌肉耐力基础。

14.5.3　第三阶段：17～24周

第二阶段康复效果达到后，即应开始以下肢肌力恢复为目的的练习，此期间可借助体育专项力量练习和提举练习方法进行。但损伤严重的患者应慎重，注意避免在特定角度范围内活动以防止微骨折处理部位受压。

跑步运动也应在此阶段开始恢复，但应逐步恢复此项运动并根据损伤严重程度进行调整。康复的目的是使患者能够5周后可以持续跑步活动20分钟。单平面灵活性针对性练习也应在此阶段开始，之后行多平面灵活性练习。

14.5.4　第四阶段：25～36周

此阶段康复主要集中在使患者能够恢复参加专项体育活动方面，需以患者临床体检结果为基础使患者逐步恢复体育活动，建议微骨折术后至少6～9个月内应避免参加需扭转、跳跃及剪切力活动的体育项目。

结合目前临床上更常见的膝关节骨软骨损伤微骨折处理的相关研究证据结果，我们认为，目前尚难以提出一个清晰的踝关节OCD微骨折术后康复流程，然而在康复过程中需同样考虑到以下问题：

1. 任何康复计划都应考虑到我们前面所述踝关节内修复过程方面的因素，尤其是修复过程的组织改变情况以及运动、应力和剪切力对修复组织产生的效果方面。

2. 有必要进行更进一步的高质量研究以获得支持各种康复方法的临床疗效数据。

3. 对每个患者而言，应结合其自身特点及损伤因素对各种康复方案进行改进并进行个体化术后康复治疗。

4. 为获得良好的疗效，术后应对疼痛和肿胀进行干预。

5. 踝关节周围其他合并损伤（尤其是踝关节不稳定）情况应予以记录。

6. 康复进展过程中应结合上述各种因素及患者神经肌肉调控能力，以达到保护修复组织的目的。

7. 应考虑患者耐受性及社会心理因素。

14.6　康复技术推荐

如前所述，目前没有一个简单、理想的距骨骨软骨损伤骨髓刺激术后康复计划。基于对目前有限的研究文献及正在进行中的研究的分析和我们的临床经验，我们提出了以下术后6周康复计划指南[14, 30, 49]。

14.6.1　第一阶段：0～2周

术后最初2周不负重，术后第1周完全不负重条件下开始踝关节无阻力屈伸活动练习，每次15分钟，每天2次。术后第2周开始进行抗阻屈伸活动（图14.1）。

14.6.2　第二阶段：3～4周

手术2周后如患者可忍受，可允许挂拐部分负重（轻触点地如在蛋壳上行走）。可在4周内恢复完全负重活动，抗阻活动度练

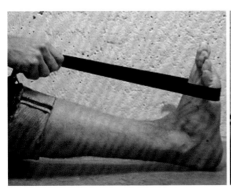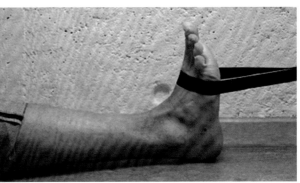

图 14.1　第一阶段：抗阻屈伸练习

习可增加至每日 3 ~ 4 次。

14.6.3　第三阶段：5 ~ 6 周

在术后第 5 周和第 6 周，患者开始在台阶上行双足抗重力活动度练习（图 14.2）。术后 6 周后，可行单腿抗重力活动度练习（图 14.3）。此阶段康复计划可在理疗师的指导下完成。

14.6.4　第四阶段：7 ~ 16 周

手术 6 周后可开始弓步练习和运动练习。之后患者可在家中开始单车骑行练习，可在跑步机上开始行走练习或利用多功能健身器和划船练习架进行练习。此阶段可开始平衡及内翻 / 外翻练习，术后运动恢复已在第 13 章中详细介绍。总之，术后 3 ~ 4 个月可考虑逐渐恢复至可进行冲击性活动，同时大多数患者应于术后 4 ~ 6 个月能够恢复非接触性体育运动。

一些辅助性的治疗手段，如 CPM、冷疗及脉冲电磁场治疗可能具有加快康复过程和改善疗效的作用，但这些方法的确切效果尚需进一步研究证实。需根据每个患者的具体情况及损伤因素调整康复计划并进行个体化的康复治疗。未来此方面的高质量研究将为微骨折术后最适宜的康复流程提供更进一步的证据，这将有利于患者的最终康复和改善手术的疗效。

总结

目前临床上尚无一个简单、理想的距骨骨软骨损伤骨髓刺激术后康复计划。过高剪切力可能导致术后组织修复部位破坏，有证据表明轻微的机械压力及低剪切力可能对组织修复有利，而局部固定和静态的加压处理可能具有负面效应。目前建议在康复过程中于术后 4 周后开始逐渐负重活动。任何康复方法都需要进一步的高质量临床疗效研究数据支持。

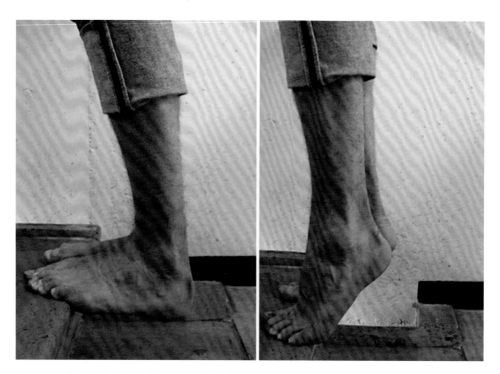

图 14.2　第三阶段：在台阶上行双足抗重力活动度练习

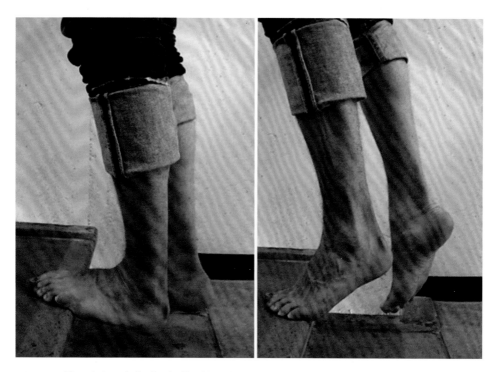

图 14.3　第三阶段：在台阶上行单足抗重力活动度练习

（原　著　者：Inge C. M. van Eekeren, Kyriacos I. Eleftheriou,

Christiaan J. A. van Bergen, James D. F. Calder）

参考文献

1. Ahmad CS, Kwak SD, Ateshian GA, Warden WH, Steadman JR, Mow VC. Effects of patellar tendon adhesion to the anterior tibia on knee mechanics. Am J Sports Med. 1998;26:715–24.
2. Alexander AH, Lichtman DM. Surgical treatment of transchondral talar-dome fractures (osteochondritis dissecans). Long-term follow-up. J Bone Joint Surg Am. 1980;62:646–52.
3. Aroen A, Loken S, Heir S, Alvik E, Ekeland A, Granlund OG, Engebretsen L. Articular cartilage lesions in 993 consecutive knee arthroscopies. Am J Sports Med. 2004;32:211–5.
4. Arokoski JP, Jurvelin JS, Vaatainen U, Helminen HJ. Normal and pathological adaptations of articular cartilage to joint loading. Scand J Med Sci Sports. 2000;10:186–98.
5. Baker Jr CL, Morales RW. Arthroscopic treatment of transchondral talar dome fractures: a long-term follow-up study. Arthroscopy. 1999;15:197–202.
6. Becher C, Driessen A, Hess T, Longo UG, Maffulli N, Thermann H. Microfracture for chondral defects of the talus: maintenance of early results at midterm follow-up. Knee Surg Sports Traumatol Arthrosc. 2010;18:656–63.
7. Becher C, Thermann H. Results of microfracture in the treatment of articular cartilage defects of the talus. Foot Ankle Int. 2005;26:583–9.
8. Berndt AL, Harty M. Transchondral fractures (osteochondritis dissecans) of the talus. J Bone Joint Surg Am. 1959;41-A:988–1020.
9. Bonnin M, Bouysset M. Arthroscopy of the ankle: analysis of results and indications on a series of 75 cases. Foot Ankle Int. 1999;20:744–51.
10. Brophy RH, Rodeo SA, Barnes RP, Powell JW, Warren RF. Knee articular cartilage injuries in the National Football League: epidemiology and treatment approach by team physicians. J Knee Surg. 2009;22:331–8.
11. Buckwalter JA, Mankin HJ. Articular cartilage: degeneration and osteoarthritis, repair, regeneration, and transplantation. Instr Course Lect. 1998;47:487–504.
12. Buckwalter JA, Mow VC, Ratcliffe A. Restoration of injured or degenerated articular cartilage. J Am Acad Orthop Surg. 1994;2:192–201.
13. Chin TW, Mitra AK, Lim GH, Tan SK, Tay BK. Arthroscopic treatment of osteochondral lesion of the talus. Ann Acad Med Singapore. 1996;25:236–40.
14. Choi WJ, Kim BS, Lee JW. Osteochondral lesion of the talus: could age be an indication for arthroscopic treatment? Am J Sports Med. 2012;40:419–24.
15. Chuckpaiwong B, Berkson EM, Theodore GH. Microfracture for osteochondral lesions of the ankle: outcome analysis and outcome predictors of 105 cases. Arthroscopy. 2008;24:106–12.
16. Draper SD, Fallat LM. Autogenous bone grafting for the treatment of talar dome lesions. J Foot Ankle Surg.
2000;39:15–23.
17. Flick AB, Gould N. Osteochondritis dissecans of the talus (transchondral fractures of the talus): review of the literature and new surgical approach for medial dome lesions. Foot Ankle. 1985;5:165–85.
18. French DA, Barber SM, Leach DH, Doige CE. The effect of exercise on the healing of articular cartilage defects in the equine carpus. Vet Surg. 1989;18:312–21.
19. Frenkel SR, Di Cesare PE. Degradation and repair of articular cartilage. Front Biosci. 1999;4:D671–85.
20. Frisbie DD, Oxford JT, Southwood L, Trotter GW, Rodkey WG, Steadman JR, Goodnight JL, McIlwraith CW. Early events in cartilage repair after subchondral bone microfracture. Clin Orthop Relat Res. 2003; 407:215–27.
21. Furukawa T, Eyre DR, Koide S, Glimcher MJ. Biochemical studies on repair cartilage resurfacing experimental defects in the rabbit knee. J Bone Joint Surg Am. 1980;62:79–89.
22. Gill TJ, McCulloch PC, Glasson SS, Blanchet T, Morris EA. Chondral defect repair after the microfracture procedure: a nonhuman primate model. Am J Sports Med. 2005;33:680–5.
23. Gobbi A, Francisco RA, Lubowitz JH, Allegra F, Canata G. Osteochondral lesions of the talus: randomized controlled trial comparing chondroplasty, microfracture, and osteochondral autograft transplantation. Arthroscopy. 2006;22:1085–92.
24. Guettler JH, Demetropoulos CK, Yang KH, Jurist KA. Osteochondral defects in the human knee: influence of defect size on cartilage rim stress and load redistribution to surrounding cartilage. Am J Sports Med. 2004;32:1451–8.
25. Hakimzadeh A, Munzinger U. 8. Osteochondrosis dissecans: results after 10 or more years. c). Osteochondrosis dissecans of the ankle joint: long-term study. Orthopade. 1979;8:135–40.
26. Hinterwimmer S, Krammer M, Krotz M, Glaser C, Baumgart R, Reiser M, Eckstein F. Cartilage atrophy in the knees of patients after seven weeks of partial load bearing. Arthritis Rheum. 2004;50:2516–20.
27. Hjelle K, Solheim E, Strand T, Muri R, Brittberg M. Articular cartilage defects in 1,000 knee arthroscopies. Arthroscopy. 2002;18:730–4.
28. Hunt KJ, Lee AT, Lindsey DP, Slikker III W, Chou LB. Osteochondral lesions of the talus: effect of defect size and plantarflexion angle on ankle joint stresses. Am J Sports Med. 2012;40:895–901.
29. Lane SR, Trindade MC, Ikenoue T, Mohtai M, Das P, Carter DR, Goodman SB, Schurman DJ. Effects of shear stress on articular chondrocyte metabolism. Biorheology. 2000;37:95–107.
30. Lee DH, Lee KB, Jung ST, Seon JK, Kim MS, Sung IH. Comparison of early versus delayed weightbearing outcomes after microfracture for small to midsized osteochondral lesions of the talus. Am J Sports Med. 2012;40(9):2023–8.
31. Lee KB, Bai LB, Yoon TR, Jung ST, Seon JK. Second-

look arthroscopic findings and clinical outcomes after microfracture for osteochondral lesions of the talus. Am J Sports Med. 2009;37 Suppl 1:63S–70.

32. Mendicino RW, Lee MS, Grossman JP, Shromoff PJ. Oblique medial malleolar osteotomy for the management of talar dome lesions. J Foot Ankle Surg. 1998;37:516–23.

33. Mithoefer K, Hambly K, Logerstedt D, Ricci M, Silvers H, Della VS. Current concepts for rehabilitation and return to sport after knee articular cartilage repair in the athlete. J Orthop Sports Phys Ther. 2012;42:254–73.

34. Negrin L, Kutscha-Lissberg F, Gartlehner G, Vecsei V. Clinical outcome after microfracture of the knee: a meta-analysis of before/after-data of controlled studies. Int Orthop. 2012;36:43–50.

35. O'Driscoll SW. The healing and regeneration of articular cartilage. J Bone Joint Surg Am. 1998;80:1795–812.

36. O'Farrell TA, Costello BG. Osteochondritis dissecans of the talus. The late results of surgical treatment. J Bone Joint Surg Br. 1982;64:494–7.

37. Palmer JL, Bertone AL, Malemud CJ, Carter BG, Papay RS, Mansour J. Site-specific proteoglycan characteristics of third carpal articular cartilage in exercised and nonexercised horses. Am J Vet Res. 1995;56:1570–6.

38. Papaioannou G, Demetropoulos CK, King YH. Predicting the effects of knee focal articular surface injury with a patient-specific finite element model. Knee. 2010;17:61–8.

39. Qiu YS, Shahgaldi BF, Revell WJ, Heatley FW. Observations of subchondral plate advancement during osteochondral repair: a histomorphometric and mechanical study in the rabbit femoral condyle. Osteoarthritis Cartilage. 2003;11:810–20.

40. Robinson DE, Winson IG, Harries WJ, Kelly AJ. Arthroscopic treatment of osteochondral lesions of the talus. J Bone Joint Surg Br. 2003;85:989–93.

41. Salter RB, Simmonds DF, Malcolm BW, Rumble EJ, MacMichael D, Clements ND. The biological effect of continuous passive motion on the healing of full-thickness defects in articular cartilage. An experimental investigation in the rabbit. J Bone Joint Surg Am. 1980;62:1232–51.

42. Saxena A, Eakin C. Articular talar injuries in athletes: results of microfracture and autogenous bone graft. Am J Sports Med. 2007;35:1680–7.

43. Schuman L, Struijs PA, van Dijk CN. Arthroscopic treatment for osteochondral defects of the talus. Results at follow-up at 2 to 11 years. J Bone Joint Surg Br. 2002;84:364–8.

44. Steadman JR, Rodkey WG, Briggs KK. Microfracture to treat full-thickness chondral defects: surgical technique, rehabilitation, and outcomes. J Knee Surg. 2002;15:170–6.

45. Steadman JR, Rodkey WG, Rodrigo JJ. Microfracture: surgical technique and rehabilitation to treat chondral defects. Clin Orthop Relat Res. 2001;391 Suppl:S362–S369.

46. Takao M, Ochi M, Naito K, Uchio Y, Kono T, Oae K. Arthroscopic drilling for chondral, subchondral, and combined chondral-subchondral lesions of the talar dome. Arthroscopy. 2003;19:524–30.

47. Theodoropoulos J, Dwyer T, Whelan D, Marks P, Hurtig M, Sharma P. Microfracture for knee chondral defects: a survey of surgical practice among Canadian orthopedic surgeons. Knee Surg Sports Traumatol Arthrosc. 2012;20(12):2430–7.

48. Thermann H, Becher C. Microfracture technique for treatment of osteochondral and degenerative chondral lesions of the talus. 2-year results of a prospective study. Unfallchirurg. 2004;107:27–32.

49. van Bergen CJ, Blankevoort L, de Haan RJ, Sierevelt IN, Meuffels DE, d'Hooghe PR, Krips R, van Damme G, van Dijk CN. Pulsed electromagnetic fields after arthroscopic treatment for osteochondral defects of the talus: double-blind randomized controlled multicenter trial. BMC Musculoskelet Disord. 2009;10:83.

50. van Bergen CJ, de Leeuw PA, van Dijk CN. Treatment of osteochondral defects of the talus. Rev Chir Orthop Reparatrice Appar Mot. 2008;94:398–408.

51. van Dijk CN, van Bergen CJ. Advancements in ankle arthroscopy. J Am Acad Orthop Surg. 2008;16:635–46.

52. Van BK, Barrack RL, Alexander AH, Ertl JP. Arthroscopic treatment of transchondral talar dome fractures. Am J Sports Med. 1989;17:350–5.

53. Yen YM, Cascio B, O'Brien L, Stalzer S, Millett PJ, Steadman JR. Treatment of osteoarthritis of the knee with microfracture and rehabilitation. Med Sci Sports Exerc. 2008;40:200–5.

54. Zengerink M, Struijs PA, Tol JL, van Dijk CN. Treatment of osteochondral lesions of the talus: a systematic review. Knee Surg Sports Traumatol Arthrosc. 2010;18:238–46.

第 15 章 移植术（OATS 等）后康复

要点

- 移植术后康复计划的实施取决于距骨骨软骨损伤大小和手术部位（如是否需要截骨处理）及术中选择了何种移植物（采用自体／同种异体圆柱状移植物或结构性同种异体移植物）
- 自体／同种异体圆柱状移植物移植术后康复
  - 通常术后立即开始正常范围内屈伸角度练习
  - 如行踝关节截骨，通常需限制负重 4 周，之后 2 周内部分负重
  - 如未行截骨术
    - 损伤 $<1cm^2$ 可术后立即开始负重活动
    - 损伤 $>1cm^2$ 则需部分负重活动 2 周
- 结构性同种异体移植物移植术后康复：限制负重、部分负重及完全负重活动的时间取决于移植物与自体的融合率，后者需结合 X 线影像学检查来确定。此外，移植物大小和术中所见移植物稳定性也是重要的康复指导因素，在制订康复计划时尚需考虑截骨端的固定方式

15.1 引言

采用自体骨软骨移植技术如自体骨软骨移植（osteochondral autologous transfer system，OATS）、马赛克法（mosaicplasty）移植和同种异体骨软骨移植的目的是为了通过将透明软骨或透明软骨样移植物填充于受累病变区域形成一个光滑的透明软骨或透明软骨样关节面，以达到修复距骨骨软骨损伤的目的。

自体骨软骨移植最初用于治疗股骨髁和髌股关节表面局部小到中等大小的软骨和骨软骨缺损。此后也逐渐被用来治疗距骨骨软骨缺损 [5-7]。自体骨软骨移植是自髌股关节边缘不具有主要承重功能的非关节接触面或细微接触面，获取单个较大骨软骨骨栓或多个小的圆柱状骨软骨骨栓以完成单个骨栓移植或马赛克法移植。将获取的骨栓植入经处理后的软骨缺损受体部位。自髌间窝切迹获取移植物不太可取，因为该部位软骨面凹陷且软骨下方弹性骨质含量较少 [10, 25]。利用多个较小的骨软骨块而非单个巨大骨软骨块可减少供区损伤和受区关节面的不匹配。单个骨软骨块移植后可导致局部纤维软骨长入减少，且切取单个巨大的骨软骨栓后可能导致供区损伤 [15, 26]。以往试验研究证实移植后的

透明软骨组织具有活性且供区部位最终为纤维软骨组织修复[5-7]。

如为巨大距骨骨软骨缺损可行经过专门成形处理的新鲜或新鲜冷冻同种异体移植物结构性移植。

本章将讨论距骨骨软骨损伤移植术后康复的总体原则和文献中推荐的康复练习方法。

15.2　总则

关节软骨表面重建术后康复练习的重要性是不容置疑的，在制订康复计划时应考虑到很多因素以使患者能够恢复运动和活动功能。

研究证实制动可导致软骨营养不良[16]，因此，所有移植术后应鼓励患者立即开始正常范围内屈伸活动。关节损伤术后持续被动关节活动的生物理念已经一系列相关研究证实。有研究表明术后给予持续被动活动可增强兔关节软骨的愈合[19-22]。

正如一项动物研究所证实[6]，尽管应力有利于移植物的营养作用但毫无保护的负重活动可能对骨软骨移植物与自体骨的融合产生负面影响。有研究对18例德国牧羊犬双膝关节股骨髁内侧、滑车负重区域及非负重区行马赛克法骨软骨移植，术后并未限制活动，尽管所有样本均可观察到透明软骨成活，但术后影像学检查和组织学检查均发现非负重区和负重区存在明显差异。所有样本非负重区软骨表面均完整、与自体骨融合满意且无移植物软骨退行性变；与之相反，超过1/3的样本在负重区域可观察到软骨下沉、软骨下骨坏死及纤维组织或纤维软骨组织过度生长。基于上述结果，有学者建议在自体骨软骨马赛克法移植术后早期应长时间限制负重活动。后来有学者发现延长限制负重时间对于移植物之间的组织再生并无益处，而给予一定水平的应力对移植物之间纤维软骨

组织（替代纤维样修复组织）的形成起重要作用。因此，在康复练习过程中应缩短限制负重活动的时间，而延长部分负重活动的时间[1, 7, 11, 14]。

移植物的直径和移植物数量也是决定限制负重时限的因素之一。在一项猪模型研究中，自滑车获取单个直径4.5mm和6.5mm骨软骨移植物和多个（3个）4.5mm直径移植物移植于股骨外侧髁负重区[13]，打压移植物使之软骨面与周围软骨面位于同一水平以及软骨下方3mm，监测局部受力情况。研究表明，直径较大的移植物从整体来讲更为稳定，多个移植物移植术后早期与单个移植物相比更不稳定。因此，为防止移植物下沉，在术后特定阶段需限制负重直至骨性融合出现。

15.3　踝关节术后康复注意事项

距骨骨软骨损伤移植术中往往难以显露操作，因此，大多数情况下需行踝关节截骨处理以利于移植物正确植入和相关器械操作。距骨骨软骨损伤术后必须根据术中所选切口恢复情况调整康复计划，如术中需截骨以显露缺损部位，则在术后康复过程的一个时期内应完全限制负重和部分限制负重。内踝骨折术后通常给予早期功能锻炼，患者可早期负重活动，或给予限制负重和石膏/靴具固定6周[24]。术中对踝关节截骨端内固定的稳定性也是影响医师是否允许患者早期ROM练习或负重活动的因素。

15.4　目前推荐的康复计划

移植术后可立即开始正常活动度练习。限制负重和部分负重活动时限取决于损伤大小和圆柱形自体骨软骨移植物/同种异体骨

软骨移植物或结构性同种异体移植物的稳定性，也取决于截骨端内固定稳定性和韧带修复的稳定性。

15.4.1 圆柱状自体和同种异体骨软骨移植物移植术后康复流程

Hangody 等建议行圆柱状自体骨软骨移植物移植术后限制负重活动 4 周，如行踝关节截骨处理，则之后 2 周给予 30～40kg 部分负重 [8,9]。对于未行截骨处理者，如损伤较小（小于 1cm²）则术后可立即负重活动。目前尚无支持此 1cm² 阈值的生物力学研究和 I 级临床研究证据，此推荐值是基于目前学者的临床经验。如为巨大损伤（大于 1cm²），Hangody 等建议术后 2 周内给予 30～40kg 部分负重活动，术后 4～6 周给予无保护的完全负重活动，个体化的康复流程包括主动活动练习和本体感觉练习；根据临床表现和术后随访影像学表现，至术后 4～6 个月允许患者恢复体育活动。

在 Scranton PE Jr 等 [23] 的一项自体骨软骨移植治疗 V 型距骨骨软骨囊性变的回顾性研究中，患者术后 3 周内在行走靴具保护下限制负重活动，之后 3 周去除行走靴具后限制负重活动，再之后 3 周在行走靴具保护下开始负重活动，并开始之后的常规物理治疗。研究中共 50 例患者，其中有 26 例为显露病灶需行踝关节截骨处理，所有病例均采用一致的康复流程。

在 Emre 等 [3] 的一项 32 例距骨骨软骨损伤行切开马赛克法移植并内踝截骨患者的前瞻性研究中，所有患者术后立即开始 ROM 练习，术后 6 周行 X 线检查确认内踝截骨端愈合满意后，允许患者负重活动。

Imhoff 等 [12] 曾对距骨骨软骨移植的远期临床效果和 MRI 表现进行回顾性研究，其中包括 26 例行距骨 OATS 手术的患者。

所有经前方切口无法显露病灶的患者均行踝关节截骨，术后给予下肢石膏支具固定 6 周，部分负重活动 6 周，并行膝关节和踝关节物理治疗，术后 12 周如 X 线显示截骨端骨折愈合则可开始完全负重活动。

15.4.2 自体骨软骨移植术后供体膝关节康复流程

通常自体骨软骨移植物取自患者同侧无症状的膝关节。供体部位的大体和组织学评估研究结果表明，至术后 8～10 周供体部位为松质骨填充，其表面为纤维软骨覆盖，这样就为供区（非主要负重部位）提供了一个良好的光滑表面 [5-7]。但距骨骨软骨损伤自体骨软骨移植物的供区损伤仍是目前学者们所关注的问题之一。

Hangody 等经研究发现 [7-9]，若仅进行以获取骨软骨骨栓为目的的膝关节手术，患者极少存在膝关节不适症状。而对 63 例行距骨马赛克法骨软骨移植术的患者行 Bandi 评分，其中 3% 的患者存在轻度的供体部位不适症状，存在膝关节不适症状的患者中 95% 可在 6 周内症状缓解，98% 的患者膝关节不适症状可在 1 年内完全消失。

Paul 等 [17] 对 200 例距骨骨软骨缺损行自体骨软骨移植的患者进行评估研究，患者至少随访 2 年，采用 WOMAC（Western Ontario and McMaster Universities Osteoarthritis Index，西安大略和麦克马斯特大学骨性关节炎指数）和 Lysholm 评分评估功能疗效。结果表明，获取移植物的数目和大小以及患者年龄对功能愈后无影响；体重指数过高可能对疗效具有负面效应。

目前文献中关于以改善术后供体膝关节功能和减轻供体膝关节症状为目的的康复计划方面的信息仍较少，而术后康复的焦点仍集中在受体踝关节限制负重的时限以及何时开始完全负重活动。

15.4.3　同种异体骨软骨移植术后康复计划

距骨骨软骨损伤行新鲜或新鲜冷冻结构性同种异体移植物移植术后，应根据个体差异确定康复流程。在制订康复计划时应考虑到以下因素：移植物与自体骨的融合率、移植物大小、手术处理时踝关节稳定性及截骨端内固定情况。

Haene 等曾行 16 例距骨巨大骨软骨损伤新鲜同种异体距骨骨软骨移植术后中期疗效研究[4]。除 1 例深度为 20mm 的损伤外，所有距骨损伤的深度为 8~13mm，其中 14 例需行内踝截骨显露，2 例行腓骨截骨加 Chaput 截骨。所有患者术后均给予制动 10~14 天，之后给予可拆卸行走靴具固定开始早期 ROM 练习。术后 6~12 周根据移植物融合情况允许患者负重活动。

El-Rashidy 等[2] 在一项回顾性随访研究中报道，42 例平均 1.5cm² 大小的距骨内局限单发骨软骨损伤患者行新鲜同种异体移植物移植，术后给予限制负重支具固定 2 周，缝线拆除后再给予短腿限制负重石膏固定 2 周，之后给予可拆除短腿支具固定 4 周后开始物理治疗恢复屈伸活动度。患者需持续限制负重 8 周，之后开始逐渐负重活动，通常至术后 12 周方可完全负重活动。

Raikin 等对 15 例平均容积为 6059 mm³ 的巨大距骨骨软骨囊性变患者行新鲜整块同种异体骨软骨移植[18]。术后 10~12 周内限制负重，缝线拆除（2 周）后开始矢状面主动及被动 ROM 练习。术后 6 周开始正规物理治疗，术后 10~12 周逐步开始保护下负重活动。术后给予踝部骨折靴具保护，直至 X 线检查见移植物与自体距骨质间可见交叉骨小梁影像，后者平均于术后 18.5 周

（16~26 周）方可观察到。

总结

距骨骨软骨损伤部骨软骨移植手术的目的是为了通过圆柱状自体移植物 / 同种异体移植物或结构性同种异体移植物移植恢复距骨关节表面。术后康复过程中应立即开始正常 ROM 练习，这有利于促进移植软骨细胞的营养作用。限制负重及逐步恢复完全负重的时间取决于距骨骨软骨损伤的大小、部位、损伤类型、移植物大小和稳定性、截骨端稳定性或韧带修复后的稳定性。

（原著者：Ágnes Berta, László Hangody, Mark E. Easley）

参考文献

1. Bartha L, Vajda A, Duska ZS, Rahmeh H, Hangody L. Autologous osteochondral mosaicplasty grafting. J Orthop Sports Phys Ther. 2006;36(10):739–50.
2. El-Rashidy H, Villacis D, Omar I, Kelikian AS. Fresh osteochondral allograft for the treatment of cartilage defects of the talus: a retrospective review. J Bone Joint Surg Am. 2011;93(17):1634–40.
3. Emre TY, Ege T, Cift HT, Demircioğlu DT, Seyhan B, Uzun M. Open mosaicplasty in osteochondral lesions of the talus: a prospective study. J Foot Ankle Surg. 2012;51(5):556–60.
4. Haene R, Qamirani E, Story RA, Pinsker E, Daniels TR. Intermediate outcomes of fresh talar osteochondral allografts for treatment of large osteochondral lesions of the talus. J Bone Joint Surg Am. 2012;94(12):1105–10.
5. Hangody L, Kárpáti Z. A new surgical treatment of localised cartilaginous defects of the knee. Hung J Orthop Trauma. 1994;37:237–43.
6. Hangody L, Kish G, Kárpáti Z, et al. Autogenous osteochondral graft technique for replacing knee cartilage defects in dogs. Orthop Int Edition. 1997;5(3):175–81.
7. Hangody L, Feczkó P, Kemény D, et al. Autologous osteochondral mosaicplasty for the treatment of full thickness cartilage defects of the knee and ankle. Clin Orthop. 2001;(391 Suppl):328–37.
8. Hangody L, Kish G, Módis L, Szerb I, Gáspár L, Diószegi Z, Kendik Z. Mosaicplasty for the treatment of osteochondritis dissecans of the talus: two to seven year results in 36 patients. Foot Ankle Int. 2001;22(7):552–8.

9. Hangody L. The mosaicplasty technique for osteo-chondral lesions of the talus. Foot Ankle Clin . 2003;8:259–73.

10. Hangody L, Duska Z, Kárpáti Z. Osteochondral plug transplantation. In: Jackson D, editor. Master techniques in orthopaedics; the knee. Philadelphia: Lippincott Williams & Wilkins; 2008. p. 395–410.

11. Hangody L, Koreny T. Mosaicplasty. In: Cole BJ, Gomoll AH, editors. Biologic joint reconstruction. Thorofare: Slack Inc.; 2009. p. 107–17.

12. Imhoff AB, Paul J, Ottinger B, Wörtler K, Lämmle L, Spang J, Hinterwimmer S. Osteochondral transplantation of the talus long-term clinical and magnetic resonance imaging evaluation. Am J Sports Med. 2011;39(7):1487–93.

13. Kordás G, Szabó JS, Hangody L. Primary stability of osteochondral grafts used in mosaicplasty. Arthroscopy. 2006;22(4):414–21.

14. Kordás G, Szabó JS, Hangody L. The effect of drill-hole length on the primary stability of osteochondral grafts in mosaicplasty. Orthopedics. 2005;28:401–4.

15. Martin TL, Wilson MG, Robledo J, et al. Early results of autologous bone grafting for large talar osteochondritis dissecans lesions. In: American Orthopaedic Foot and Ankle Society 29th annual meeting, Anaheim; 1999.

16. O'Hara BP, Urban JPG, Maroudas A. Influence of cyclic loading on the nutrition of articular cartilage. Ann Rheum Dis. 1990;49:536–9.

17. Paul J, Sagstetter A, Kriner M, Imhoff AB, Spang J, Hinterwimmer S. Donor-site morbidity after osteochondral autologous transplantation for lesions of the talus. J Bone Joint Surg Am. 2009;91(7):1683–8.

18. Raikin SM. Fresh osteochondral allografts for large-volume cystic osteochondral defects of the talus. J Bone Joint Surg Am. 2009;91(12):2818–26.

19. Salter RB, Ogilvie-Harris DJ. The healing of intra-articular fractures with continuous passive motion. In: Instructional Course Lectures, vol. 28. American Academy of Orthopaedic Surgeons. St. Louis: C. V. Mosby; 1979. p. 102–17.

20. Salter RB, Simmonds DE, Malcolm BW, Rumble EJ, MaclVlichael D, Clements ND. The biological effect of continuous passive motion on the healing of full-thickness defects in articular cartilage. An experimental investigation in the rabbit. J Bone and Joint Surg. 1980;62-A:1232–51.

21. Salter RB, Hamilton HW, Wedge JH, Tile M, Torode IP, O'Driscoll SW, Murnaghan JJ, Saringer JH. Clinical application of basic research on continuous passive motion for disorders and injuries of synovial joints: a preliminary report of a feasibility study. J Orthop Res. 1984;1:325–42.

22. Salter RB. The biologic concept of continuous passive motion of synovial joints. The first 18 years of basic research and its clinical application. Clin Orthop. 1989;242:12–25.

23. Scranton Jr PE, Frey CC, Feder KS. Outcome of osteochondral autograft transplantation for type V cystic osteochondral lesions of the talus. J Bone Joint Surg Br. 2006;88(5):614–9.

24. Simanski CJ, Maegele MG, Lefering R, Lehnen DM, Kawel N, Riess P, Yücel N, Tiling T, Bouillon B. Functional treatment and early weightbearing after an ankle fracture: a prospective study. J Orthop Trauma. 2006;20(2):108–14.

25. Simonian PT, Sussmann PS, Wickiewicz TL, Paletta GA, Warren RF. Contact pressures at osteochondral donor sites in the knee. Am J Sports Med. 1998;26(4):491–4.

26. Speck M, Schweinfurth M, Boerner T. Osteochondral autograft transplantation for traumatic and degenerative lesions of the talus. In: Proceedings of the 4th symposium of the International Cartilage Repair Society, Toronto; 2002.

第 16 章 软骨重建术后康复

要点

- 有效的术后康复练习是软骨修复手术成功的关键。在软骨修复术后坚持有针对性的康复练习可改善疗效
- 软骨重建术后康复的两个主要目的是促进修复部位与周围组织融合以及恢复正常的肌力、ROM 和关节功能
- 软骨重建术后康复流程既要保护软骨修复结构，又要进行关节活动，保证局部存在一起的压应力，并在二者之间建立有效的平衡
- 软骨组织成熟需要 12 ~ 24 周的时间，康复计划的实施应以患者在进行各项针对性练习后无疼痛或肿胀症状的基础上进行调整，通常患者恢复无保护情况下的高强度运动最早时间为术后 1 年

16.1 引言

完整的关节软骨表面对维持踝关节内正常的运动和功能是必不可少的。正常的软骨表面可降低摩擦系数、降低压力峰值并可防止关节磨损。关节软骨破坏通常可导致关节疼痛和功能受限症状，且病变的自我修复能力有限 [24, 36]。如有症状的软骨损伤经保守治疗无效，则有多种术式可供选择，目前仍

不清楚哪种手术干预方式效果最好。但总的来说，软骨修复手术的目的是为了缓解疼痛和肿胀症状、最大程度改善功能以及防止关节进一步退行性变。有效的术后康复对于任何软骨修复手术的成功都具有关键作用。本章将讨论术后康复对行自体软骨细胞移植术（ACI）、基质诱导自体软骨细胞移植术（MACI）以及行幼年同种异体关节软骨移植手术的患者功能恢复所起的关键作用。

16.2 自体软骨细胞移植术后康复

自体软骨细胞移植是以细胞移植为基础的用于治疗软骨缺损的手术技术。ACI 于 1987 年首次被用于临床上治疗膝关节内局部软骨损伤，据报道其临床效果良好 [6, 7, 21, 29, 32, 34]。最近有学者利用 ACI 技术治疗踝关节骨软骨损伤 [4, 12, 23, 33]。踝关节 ACI 手术的适应证包括：①距骨大于 1 ~ 2cm² 的单发局部包涵型损伤；②患者年龄 15 ~ 55 岁；③经保守治疗疼痛症状无缓解；④之前经钻孔和（或）微骨折处理后仍存在持续疼痛症状；⑤存在软骨缺损和软骨下骨不规则 MRI 表现 [10, 25]。距骨骨软骨损伤行 ACI 手术后 2 ~ 5 年随访可见患者功能明显改善 [31]。最近有学者对此相同病例组患者进行了更长时间（2 ~ 10 年）的随访评估 [10, 25]。

为使软骨修复手术达到最有效的效果，

医师需确定在诊治过程中适应证选择得当、诊断合理、术中精细操作和坚持按计划进行术后康复指导。在良好的术后康复指导下 ACI 的手术效果将更为良好，这不仅是手术干预本身也是患者遵循术后康复指导的结果。坚持专项康复练习的患者有望改善其疗效 [1, 2, 17]。ACI 术后康复计划的目的包括以下两个方面：首先是修补部位与自体组织局部融合和重塑；其次是患者恢复正常的肌力、屈伸活动范围和关节功能。术后康复难点在于需不断增加力量练习强度，而各种活动练习需利于和能够保护修复部位与自体组织的融合。

　　术后需根据病变恢复过程中以下四个阶段制订康复流程：①愈合期；②移行期；③重塑期；④成熟期 [20, 27]。

16.2.1　第一阶段：愈合期（0~6 周）

　　此阶段为自体软骨细胞移植术后早期愈合阶段，在此阶段植入软骨细胞及其表面包裹结构易受关节内剪切应力破坏。但在对此结构的保护过程中应注意对平衡点的把握，目前已知缺乏关节活动及压应力可能导致软骨细胞生长停止。为达到此平衡效果，建议此阶段患者在行走靴具（Cam walker）保护下的部分负重重量应小于 30Ib。应于术后 2 周开始 ROM 练习，术后 4 周开始无阻力固定单车练习，至术后 6 周给予"8"字系带支具保护下穿网球鞋活动并开始正规物理治疗。第一阶段物理治疗的主要目的是恢复本体感觉和关节运动功能以及防止肌肉萎缩（图 16.1）。为此我们提出应行踝关节跖屈和背伸、足趾屈伸等长练习，以及股四头肌群和腘绳肌群等长练习。除固定单车练习以外，我们还建议行低冲击力运动如游泳或水疗。至术后 6~8 周患者开始逐渐负重活动，第一阶段康复练习的主要目的是为了至术后 6 周患者可恢复踝关节全范围正常屈伸活动。

16.2.2　第二阶段：移行期（6~12 周）

　　移行期的特征为软骨细胞初步成熟，修复组织受剪切应力影响程度较轻，此时软骨移植物呈海绵样，质软但足够承受更强的压应力 [16]。第二阶段物理治疗包括本体感觉练习、等长肌力练习，之后可行离心肌力

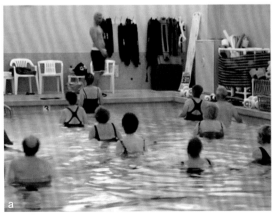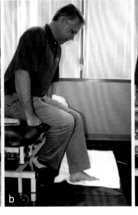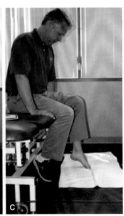

图 16.1　第一阶段康复练习。第一阶段的康复主要包括本体感觉和运动功能的恢复，以及防止肌肉萎缩。（a）游泳池内练习——低冲击力活动如游泳和水疗；（b）ROM 练习；（c）跖屈和背伸练习

练习和主动闭链练习基础上的抗阻练习（图16.2）。此阶段应继续固定单车练习并开始逐渐增加阻力。第二阶段康复练习的目的是继续增强特定肌群的力量和增强本体感觉功能，这有利于在第三阶段进行更高运动水平要求的康复练习。

16.2.3　第三阶段：重塑期（12～32周）

至术后3个月，移植物变得更为坚硬且软骨组织更趋向于成熟。在此阶段应根据患者耐受情况增加行走距离和行走速度。此阶段康复练习的目的是为了增加主动活动力量和继续更进一步的本体感觉练习，尤其是在负重位下的协调性练习（图16.3）。随着力量和耐力的不断增强，至术后6个月患者可逐渐恢复慢跑和跑步运动。到第三阶段末期可对患者进行评估以确定其是否可参加进一步的轻体力专项体育活动。为进一步开始第四阶段康复练习，通过此阶段的康复练习患者应能够达到负重活动练习30分钟后无疼痛或不适症状，且踝关节在全范围屈伸角度内活动正常且无痛。

16.2.4　第四阶段：成熟期（32～54周）

移植物重塑及组织成熟过程可持续至术后2年[14, 38]。但有学者认为至术后8个月

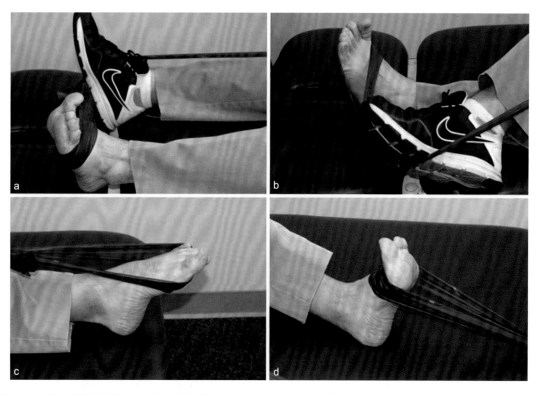

图16.2　第二阶段康复练习。第二阶段的康复主要包括本体感觉练习和等长肌力练习，之后可行离心肌力练习以及主动闭链练习基础上的抗阻练习。（a）外翻抗阻带肌力练习；（b）内翻抗阻带肌力练习；（c）跖屈抗阻带肌力练习；（d）背伸抗阻带肌力练习

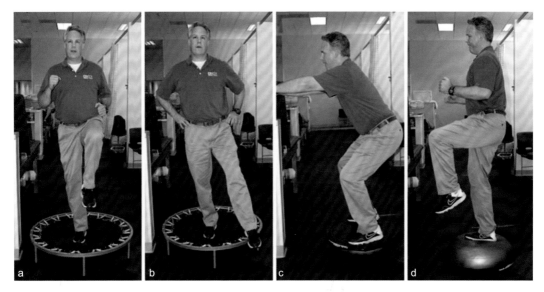

图 16.3　第三阶段康复练习。第三阶段的康复主要强调加强肌力和耐力，以及负重条件下的本体感觉和协调性训练。在小蹦床上进行单腿平衡训练，（a）屈伸下肢，（b）内收 / 外展下肢。在平衡板的扁平侧（c）和凸起侧（d）进行平衡和本体感觉训练

移植物即已稳定和成熟，足够耐受体育运动和较高冲击力运动。此时康复练习应集中于多项目交叉训练和恢复体育运动方面（图 16.4）。理疗师可在保证训练技术适宜 / 安全的前提下增加训练次数、强度和训练量。运动员患者由于未恢复术前状态而需在训练间期给予充分的休息时间，这也是很重要的。如患者进行专项活动练习后无疼痛或肿胀症状可继续进行下一阶段练习，通常患者恢复无保护的高冲击力活动练习的最早时间为术后 52 周。

上述 4 阶段康复计划要在移植物保护和肌肉力量、屈伸角度以及踝关节功能恢复正常之间保持良好的平衡[31]。在对 ACI 这一特殊术式有丰富相关知识的理疗师指导下，患者将会获得更好的术后康复效果。

16.3　基质诱导自体软骨细胞移植术后康复

对于行镜下微骨折处理后无效的 OTL 患者，可考虑行基质诱导自体软骨细胞移植（MACI），因为此方法可能具有促进透明软骨细胞生成作用[3, 5, 39]。MACI 是治疗骨软骨损伤的第二代 ACI 技术[5, 11]，具体操作如下：初次踝关节镜下探查并自患者软骨破坏区域提取软骨细胞，软骨细胞经细胞培养增殖 20～50 倍，之后将经培养增殖的软骨细胞注入一块三维胶原基质后植入关节面缺损区域[5, 9, 13–15, 19, 26, 30, 35, 37]。术中行关节切开[18, 19]，也可行内踝或外踝截骨完成操作。但截骨处理可能带来医源性损伤，可能对患者预后产生负面效应[11]。目前也有经镜下完成 MACI

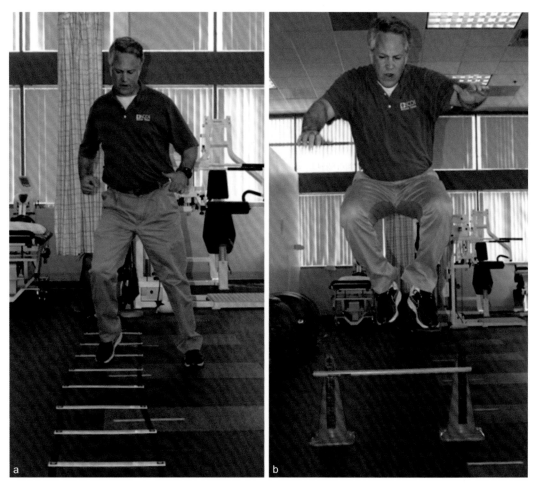

图 16.4　第四阶段康复练习。第四阶段的康复主要包括敏捷性训练、项目交叉训练和恢复专项体育运动。
（a）敏捷性练习梯上行侧方移动训练；（b）跳高训练

植入操作的报道。

　　不论采用何种操作技术，制订术后康复计划时应考虑修复组织有一个逐渐成熟的过程[16]。与 ACI 手术一样，MACI 术后必须注意对愈合过程中组织的保护，但同时应保持对成熟和重塑过程中组织一定程度的刺激。初期的力量练习和关节活动度（range of motion，ROM）练习具有重要作用，但应在一定的保护下循序渐进地进行这些康复练习，以限制关节反作用力和剪切应力可能产生的不良效果。关节活动练习可促进滑液扩散和改变关节内压力，这有利于关节软骨的生长，关节内压力变化可刺激软骨细胞，促进其愈合和成熟[22]。随着 MACI 内植物随时间进展不断愈合，修复部位软骨将能承受更大的应力、张力和压力。软骨组织完全成熟需要 12～24 个月[34]，而适宜的术后康复计划对于患者获得良好的远期疗效是十分重要的。

　　术后近期（0～12 周）康复练习的目的是为了逐步恢复负重活动，同时避免术后制动和休息所致的不良效应，如关节纤维化、关节粘连、肌肉萎缩和关节疼痛。术后远期（＞12 周）康复练习的主要目的是使患者恢复正常行走步态，主要包括正常负重活动练习。关节活动度练习、负重练习、力量练习是术后康复练习的重要内容，而且在康复过程中需不断增加这些练习的强度。康复练习的目的是使患者在术后 12 个月内不断提高踝关节功能水平，并且恢复至伤前无痛活动运动水平。

16.3.1　第一阶段：愈合期（0 ~ 6 周）

术后前 6 周是修复组织的增殖期，此阶段康复练习的主要目的是减轻水肿、改善关节活动度、预防粘连及适当地提高负重活动水平。康复练习应首先利于建立一个细胞增殖的环境而非在一定程度上妨碍细胞增殖，康复练习的目的为了保证内植物足够坚强，避免因负重活动产生的剪切应力使内植物破坏、断裂或移位。

术后 2 周拆除敷料、夹板和缝线。患者除日常物理治疗、家庭康复练习和洗浴外，给予持续 CAM 行走靴具固定，此时患者应拄拐并严格限制负重活动。在术后 2 ~ 4 周内，开始在理疗师指导下行踝关节跖屈 - 背伸、内翻和外翻 ROM 练习，此外理疗师还应开始手法辅助活动练习和轻柔的按摩治疗。此阶段还应开始足内在肌力量练习。

至术后 4 ~ 6 周，患者在继续上述康复练习的同时可开始水疗及踝关节等长肌力练习。根据我们的经验，水疗对患者的术后康复极为有利，我们通常让患者在水位高过胸口的环境下进行各种活动练习，这些练习包括水中向前行走、向后行走、侧向行走、提踵练习、转身练习和单腿直立平衡练习。术后第 5 周开始触地负重活动（touchdown weight bearing，TDWB）。Marlovits 等对膝关节 MACI 术后 MRI 表现进行了研究，结果表明 16 例患者中有 14 例在术后 34.7 天内植物与股骨髁完全连接。因此可以认为，至术后 5 ~ 6 周 MACI 内植物即与自体完全连接，此时内植物可承受负重应力。

16.3.2　第二阶段：移行期（6~12 周）

术后 6 ~ 12 周康复的目标是增加负重活动量和开始步态恢复训练，并需使踝关节 ROM 达到正常水平。在逐步增加运动量而不引起移植物破坏，与维持组织愈合过程所需功能性压力刺激之间存在一定的平衡。至术后 6 周可开始逐渐向完全负重活动练习过渡，并开始行弹力带力量练习。足滑动伸展练习和低速无阻力单车练习也应在此阶段开始。为降低肿胀程度，此阶段应仍给予关节手法活动和按摩治疗。我们的经验表明，一旦患者开始负重活动，早期将会出现疼痛症状加重。此时患者情绪将会发生变化，应以患者自身表现为基础对康复计划进行适当调整。

16.3.3　第三阶段：重塑期（12~32 周）

术后 12 周 ~6 个月移植物继续重塑过程且更趋向成熟。此阶段康复的目的是使患者逐渐恢复更多的功能活动，但需避免高冲击力练习如跑步和跳跃。需继续进行本体感觉练习、力量练习以及以闭链练习为主的康复练习。穿较为舒适的鞋也是此时患者需注意的一个问题，没有足够支撑度的鞋可能导致剪切应力或关节内移植物所承受应力增加，从而产生不良后果。在术后康复过程中应始终对此问题保持关注，尤其是在患者可舒适行走的情况下。

在术后 12 ~ 18 周期间，患者可去除靴具固定，但除了行走活动以外踝关节不应承受过多的冲击力。地面单腿直立平衡练习和进一步靠垫上的平衡练习可用于增强稳定性和本体感觉功能。可开始更进一步的腓肠肌 - 比目鱼肌群牵拉和力量练习，包括同心及偏心抗重力体重练习。随着患者运动功能的持续改善，可开始利用迷你蹦床进行康复练习，单车训练可继续增加练习时间并逐步增加阻力。

术后 18 ~ 24 周需继续上述康复练习运动但仍需限制高冲击力练习。可开始利用 Wobble 平衡板练习并继续逐步延长行走练习时间。至术后 6 个月移植物已足够坚强，此时可继续增加平衡练习强度并开始逐步增加冲击运动，最终于术后 12 个月恢复正常冲击力运动。膝关节 MACI 术后康复流程的一些方面与踝关节术后康复相比更为积极，但我们认为由于距骨软骨承受更高的应力，因此在康复过程中应采用更为保守的练习方法。

我中心（MRS）自 2004 年来共行 80 例 MACI 手术，目前采用的术后康复计划自从 2008 年推出以来已用于 26 例患者的术后康复。该病例组中 13 例男性，13 例女性，患者平均年龄 38 岁。我们认为合理的术后康复流程对于此病例组患者的术后恢复极为重要，这些患者之前已经有过 2 ~ 3 次相关手术处理[19]。患者对其踝关节功能恢复保持理性的态度是十分重要的。我们事先告知患者其踝关节功能术后将无法完全恢复至正常状态，但其功能完全能够改善且在最终康复后疼痛症状将会很轻微。为满足特殊患者的需要，应对康复流程进行调整并进行个体化的康复训练。总的来说，我们发现在此康复计划指导下，患者通常恢复良好且通常能够很好地配合治疗。

16.4　幼年同种异体关节软骨移植术后康复

踝关节镜技术是一种有效的诊断和处理有疼痛症状的距骨或胫骨骨软骨损伤的手术技术。经镜下病变清理、刮除和微骨折处理后 86% 的患者症状可明显改善[38]。手术处理的目的是为了减轻疼痛和肿胀症状、改善踝关节功能和防止踝关节继发性骨性关节炎的发生。术后缺损部位为纤维软骨组织修复，后者可替代自体原有关节软骨的生物力学功能[23, 39]。如患者镜下手术失败，则行幼年同种异体关节软骨移植（NT Natural Tissue Graft，Zimmer Inc.，Warsaw，IN）可能改善其功能，NT Natural Tissue Graf 可能形成透明软骨样组织。

幼年同种异体关节软骨移植物（DeNovo）是利用软骨细胞移植技术治疗骨软骨损伤。此方法无需软骨支架，而是将幼年同种异体软骨碎块填充到新鲜化处理后的距骨骨软骨损伤区，并用纤维素胶固定。此类患者大都是经保守治疗失败，并且通常都是前期微骨折术失败的病例。如果合并韧带松弛，在手术时应一并处理。

16.4.1　手术操作简介

全麻诱导完成后患肢驱血，在止血带充气下操作。使用固定架固定患肢并使用牵开器牵开踝关节，理想情况下关节牵开可达 4 ~ 5mm。取标准前内侧和前外侧入路后行标准镜下探查，必要时行关节清理。术中确认 OCD 病变部位后清理病灶至软骨下骨，经清理后病变周缘需稳定。之后给予微骨折处理，以利于同种异体移植物植入。上述操作完成后充分灌洗关节腔，延长与病损最近的切口入路，使用棉拭子擦拭病变基底部位使之干燥后，将少量纤维胶涂抹于病损基底部位。之后将一根 2.9mm 导管经稍微扩大的入路插入病损部位，镜下直视将移植物经导管填充于病损部位，需使移植物与病灶周围稳定的周缘高度一致。之后在移植物表面覆盖纤维素胶，应等待至少 4 分钟以使纤维素胶与移植物完全黏合。与 MACI 手术需二次手术处理不同，整个病变处理过程经一次手术即可完成。术后病灶即已开始愈合，因此可立即开始康复练习。我们在临床上采用与 MACI 术后相似的康复流程，这是因为我们认为这两种术式的操作方法相似。我们发现采用此康复练习方法的患者术后平均 16 个月随访结果（AOFAS 评分）良好（数据未发表）。

16.4.2　术后康复

和本章所提及的其他手术一样，术后康复练习对于患者最终康复和恢复至伤前运动水平是至关重要的。在康复练习时应确保在组织愈合过程中移植物不被破坏。制订康复计划时应考虑到修复组织有一个逐渐成熟的过程[16]，必须在保护愈合组织的同时给予促进组织成熟和重塑的刺激。组织过早承受过度应力将可能导致手术失败的风险增大。早期的力量练习和 ROM 练习具有重要作用，但这些练习应在可控的范围内按照循序渐进的原则进行，以利于降低关节内的反应应力和剪切应力可能导致的不良效应。ROM 练习通过促进关节滑液扩散和改变关节内压力作用而利于软骨的生长，通过对基质内软骨活动的刺激而促进其愈合和成熟[22]。幼年同种异体软骨的愈合过程分为以下三个阶段：增殖期，移行或基质生成期，重塑期及成熟期。随着每个阶段的进展，愈合过程中的软骨在不被破坏的情况下将能够承受更大的应力、张力和冲击力。软骨组织完全成熟需要 12 ~ 24 个月的时间[34]。因此，适宜的康复练习对于患者获得成功的远期疗效是十分重要的。很多学者在术后康复过程中对行 MACI 移植物和幼年同种异体移植物移植的患者采用同样的物理治疗方法。

总结

有效和安全的术后康复计划对软骨修复包括 ACI、MACI 和幼年同种异体关节软骨移植手术的成功起着关键的作用。必须在软骨重建术后康复练习与移植物保护之间建立一种精确的平衡。目前已知如限制关节活动和关节内压应力可能导致软骨细胞停止生长。本章所述各种术后康复练习的主要目的是为了促进修复组织与自体组织的融合，并有利于患者恢复正常的肌力、关节活动范围和关节功能。如患者严格按照术后康复计划进行练习，则有望改善其术后功能。软骨组织完全成熟需要 12 ~ 24 个月的时间。通常患者恢复无保护情况下的高冲击力运动的最早时间为术后 1 年。

（原著者：Tomasz T. Antkowiak, Richard D. Ferkel, Martin R. Sullivan, Christopher D. Kreulen, Eric Giza, Scott R. Whitlow）

参考文献

1. Alford JW, Cole BJ. Cartilage restoration, part 1: basic science, historical perspective, patient evaluation, and treatment options. Am J Sports Med. 2005;33:295–306.
2. Alford JW, Cole BJ. Cartilage restoration, part 2: techniques, outcomes, and future directions. Am J

Sports Med. 2005;33:443–60.

3. Aurich M, Bedi HS, Smith PJ, Rolauffs B, Muckley T, Clayton J, Blackney M. Arthroscopic treatment of osteochondral lesions of the ankle with matrix-associated chondrocyte implantation: early clinical and magnetic resonance imaging results. Am J Sports Med. 2011;39(2):311–9.

4. Bazaz R, Ferkel RD. Treatment of osteochondral lesions of the talus with autologous chondrocyte implantation. Tech Foot Ankle Surg. 2004;3(1): 45–52.

5. Biosurgery G. Carticel Package Insert. Edited June 2007. Genzyme Biosurgery, A division of Genzyme Corporation. http://www.carticel.com. Cambridge, MA.

6. Breinan H, Minas T, Hsu HP, Nehrer S, Sledge CB, Spector M. Effect of cultured autologous chondrocytes on repair of chondral defects in a canine model. J Bone Joint Surg Am. 1997;79:1439–51.

7. Brittberg M, Lindahl A, Nilsson A, Ohlsson C, Isaksson O, Peterson L. Treatment of deep cartilage defects in the knee with autologous chondrocyte transplantation. N Engl J Med. 1994;331:889–95.

8. Brittberg M, Peterson L, Sjogren-Jansson E, Tallheden T, Lindahl A. Articular cartilage engineering with autologous chondrocyte transplantation: a review of recent developments. J Bone Joint Surg Am. 2003;85 Suppl 3:109–15.

9. Cherubino P, Grassi FA, Bulgheroni P, Ronga M. Autologous chondrocyte implantation using a bilayer collagen membrane: a preliminary report. J Orthop Surg (Hong Kong). 2003;11(1):10–5.

10. Chin TY, Mussett S, Ferkel R, Glazebrook M, Tak-Choy Lau J. Osteochondral lesions of the talar dome: autologous chondrocyte implantation. In: Johnson DH, Amendola A, Field LD, Richmond JC, Sgaglione NA, editors. Operative arthroscopy. 4th ed. Philadelphia: Lippincott Williams & Wilkins; 2013. p. 1024–34.

11. Dixon S, Harvey L, Baddour E, Janes G, Hardisty G. Functional outcome of matrix-associated autologous chondrocyte implantation in the ankle. Foot Ankle Int. 2011;32(4):368–74.

12. Giannini S, Buda R, Grigolo B, Vannini F. Autologous chondrocytes transplantation in osteochondral lesions of the ankle joint. Foot Ankle Int. 2001;22:513–7.

13. Giannini S, Buda R, Grigolo B, Vannini F, De Franceschi L, Facchini A. The detached osteochondral fragment as a source of cells for autologous chondrocyte implantation (ACI) in the ankle joint. Osteoarthritis Cartilage. 2005;13(7):601–7.

14. Giannini S, Buda R, Vannini F, Di Caprio F, Grigolo B. Arthroscopic autologous chondrocyte implantation in osteochondral lesions of the talus: surgical technique and results. Am J Sports Med. 2008;36(5): 873–80.

15. Gibson AJ, McDonnell SM, Price AJ. Matrix-induced autologous chondrocyte implantation. Oper Tech Orthop. 2006;16(4):262–5.

16. Gillogly SD, Myers TH. Treatment of full-thickness chondral defects with autologous chondrocyte implantation. Orthop Clin North Am. 2005;36(4): 433–46.

17. Gillogly SD, Voight M, Blackburn T. Treatment of articular cartilage defects of the knee with autologous chondrocyte implantation. J Orthop Sports Phys Ther. 1998;28:241–51.

18. Giza E, Nathe R, Kim J. Talus osteochondritis dissecans: treatment with matrix-based autologous chondrocyte implantation. Tech Orthop. 2010;25(4): 231–6.

19. Giza E, Sullivan M, Ocel D, et al. Matrix-induced autologous chondrocyte implantation of talus articular defects. Foot Ankle Int. 2010;31(9):747–53.

20. Hambly K, Bobic V, Wondrasch B, Van Assche D, Marlovits S. Autologous chondrocyte implantation postoperative care and rehabilitation. Am J Sports Med. 2006;34:1020–38.

21. Horas U, Pelinkovic D, Herr G, Aigner T, Schnettler R. Autologous chondrocyte implantation and osteochondral cylinder transplantation in cartilage repair of the knee joint: a prospective, comparative trial. J Bone Joint Surg Am. 2003;85:185–92.

22. Ikenoue T, Trindade MC, Lee MS, Lin EY, Schurman DJ, Goodman SB, Smith RL. Mechanoregulation of human articular chondrocyte aggrecan and type II collagen expression by intermittent hydrostatic pressure in vitro. J Orthop Res. 2003;21(1):110–6.

23. Koulalis D, Schultz W, Heyden M. Autologous chondrocyte transplantation for osteochondritis dissecans of the talus. Clin Orthop Relat Res. 2002;395: 186–92.

24. Krishnan SP, Skinner JA, Carrington RW, Flanagan AM, Briggs TW, Bentley G. Collagen-covered autologous chondrocyte implantation for osteochondritis dissecans of the knee: two- to seven-year results. J Bone Joint Surg Br. 2006;88:203–5.

25. Kwak S, Ferkel RD. Autologous chondrocyte implantation of the ankle: 2 to 10 year follow-up. AAOS annual meeting podium presentation, San Diego; 2011. Submitted for publication.

26. Lynn AK, Brooks RA, Bonfield W, Rushton N. Repair of defects in articular joints. Prospects for material-based solutions in tissue engineering. J Bone Joint Surg Br. 2004;86(8):1093–9.

27. Mandelbaum BR, Gerhardt MB, Peterson L. Autologous chondrocyte implantation of the talus. Arthroscopy. 2003;19 Suppl 1:129–37.

28. Marlovits S, Striessnig G, Kutscha-Lissberg F, Resinger C, Aldrian SM, Vecsei V, Trattnig S. Early postoperative adherence of matrix-induced autologous chondrocyte implantation for the treatment of full-thickness cartilage defects of the femoral condyle. Knee Surg Sports Traumatol Arthrosc. 2005;13(6):451–7.

29. Minas T, Peterson L. Chondrocyte transplantation. Oper Tech Orthop. 1997;4:323–33.

30. Mitchell ME, Giza E, Sullivan MR. Cartilage transplantation techniques for talar cartilage lesions. J Am Acad Orthop Surg. 2009;17(7):407–14.

31. Nam E, Ferkel R, Applegate G. Autologous chondro-

cyte implantation of the ankle. A 2- to 5-year follow-up. Am J Sports Med. 2009;37(2):274–84.

32. Peterson L, Brittberg M, Kiviranta I, Akerlund EL, Lindahl A. Autologous chondrocytes transplantation: biomechanics and long-term durability. Am J Sports Med. 2002;30:2–12.

33. Peterson L, Brittberg M, Lindahl A. Autologous chondrocyte trans-plantation of the ankle. Foot Ankle Clin. 2003;8:291–303.

34. Peterson L, Minas T, Brittberg M, Nilsson A, Sjogren-Jansson E, Lindahl A. Two- to 9-year outcome after autologous chondrocyte transplantation of the knee. Clin Orthop Relat Res. 2000;374:212–34.

35. Ronga M, Grassi FA, Montoli C, Bulgheroni P, Genovese E, Cherubino P. Treatment of deep cartilage defects of the ankle with matrix-induced autologous chondrocyte implantation (MACI). Foot Ankle Surg. 2005;11(1):29–33.

36. Salter RB, Simmonds DF, Malcolm BW, Rumble EJ, MacMichael D, Clements ND. The biological effect of continuous passive motion on the healing of full-thickness defects in articular cartilage: an experimental investigation in the rabbit. J Bone Joint Surg Am. 1980;62:1232–51.

37. Schneider TE, Karaikudi S. Matrix-Induced Autologous Chondrocyte Implantation (MACI) grafting for osteochondral lesions of the talus. Foot Ankle Int. 2009;30(9):810–4.

38. Schuman L, Struijs PA, van Dijk CN. Arthroscopic treatment for osteochondral defects of the talus. Results at follow-up at 2 to 11 years. J Bone Joint Surg Br. 2002;84(3):364–8.

39. Zheng MH, King E, Kirilak Y, Huang L, Papadimitriou JM, Wood DJ, Xu J. Molecular characterisation of chondrocytes in autologous chondrocyte implantation. Int J Mol Med. 2004;13(5):623–8.

第 17 章　距骨穹窿 HemiCap 假体表面置换

要点

- 新近推出的金属装置植入技术是距骨穹窿内侧继发性骨软骨损伤理想的治疗选择
- 假体装置植入后，其表面应略低于距骨病灶周围的软骨面水平
- 假体植入术后短期临床和影像学随访结果令人满意；但很明显，目前尚需更大样本量的临床研究和更长时间的随访才能确定此种治疗方法的临床效果

17.1　引言

据统计，62% 的距骨骨软骨损伤（ OCD ）病变位于距骨穹窿内侧 [6]，此类损伤通常位置较深且病变呈"杯状" [4]。OCD有时可能自愈或病变呈稳定趋势，但通常进展为囊性病变，从而引起负重时踝关节深部疼痛、持续肿胀、关节活动度减小和滑膜炎症状 [15, 25]。

目前认为，初次手术应考虑行踝关节镜下病变清理和骨髓刺激，其有效率为85% [29]。如初次手术治疗失败，则目前临床上二次手术可行自体骨软骨移植、自体骨块移植和自体软骨细胞移植 [3, 8, 9, 20]。但这些方法存在供区不适、需要两次分阶段手术及移植物与自体融合差等问题 [2, 12-14]。

目前推出的一种固定直径为 15mm、设计与关节面外形一致的关节内嵌假体（ HemiCAP®，Arthrosurface Inc.，Franklin，MA，USA ），可用于对距骨穹窿内侧巨大损伤或初次手术失败的处理 [24]。采用该方法的目的是为了缓解疼痛症状、恢复运动水平及防止关节退行性变 / 囊肿病变进展。假体由两部分组成：一个钴铬合金关节面假体构件和一枚钛质螺钉。关节面假体构件共有15 个偏移距号码可供选择，这些号码的设计以内侧距骨穹窿表面形态为基础。经尸体研究证实这些号码的设计可满足不同距骨样本的要求 [24]。我中心自 2007 年 10 月开始将此假体用于治疗内侧距骨穹窿巨大骨软骨损伤（ CT 检查见病灶前后径或内外侧径大于12mm ）且初次手术处理后 1 年仍有症状的患者 [21]。此手术的禁忌证为：患者年龄小于18 岁；OCD 病变大于 20mm；存在 II 级或III 级踝关节骨性关节炎 [26]；合并其他踝关节病变（如胫骨 OCD、踝关节不稳定、骨折＜6个月、肌腱炎）；糖尿病；严重骨质疏松症；感染和对内植物材料过敏。但目前对此手术的适应证以及禁忌证界定并不十分严格，这是因为 HemiCap 假体目前尚处于临床试验阶段。

17.2　手术技术

手术需在全身麻醉或腰麻下进行。患者仰卧位，在大腿近端上止血带后在外踝下方放置衬垫以利于术中将足外翻和显露距骨。取长约 7cm 的经内踝弧形切口，利用手术刀片和手术剪游离前方皮肤，将一个 Hohmann 拉钩置于胫骨远端上方后，取一个小切口显露距骨穹窿前内侧，此时显露为距骨穹窿前上缘水平，是确认踝关节后方的参照点。接下来切开胫骨后肌腱鞘并将另一个 Hohmann 拉钩置于内踝后方、胫后肌腱前方，上述操作完成后即可显露并切开后侧踝关节囊。需利用镜下探钩确认内踝与胫骨顶交界部位，仔细地沿胫骨远端后面与内踝交界部位将探钩尖斜向头内侧插入后内侧关节间隙 5mm[22]，这样即可确认胫骨顶与内踝的交界区后部的位置。用手术刀、无菌标记笔或骨刀在拟行截骨水平骨膜上进行标记，接下来将探钩置于胫骨前内侧切迹并向头内侧斜行牵拉，以确认胫骨顶与内踝的交界区前部的位置并进行标记，前方交界部位与后方交界部位连线即为截骨参照点，在截骨前需使用空心钻预先在内踝钻孔，将摆锯置于切开的骨膜标记处，并沿标记出的胫骨顶与内踝交界部位方向进行截骨。截骨端距离关节软骨上方约 2mm，截骨时应使用 2 个 Hohmann 拉钩牵开保护邻近软组织，最适宜的截骨角度为与胫骨长轴呈平均 30° 角[23]，需使用骨刀最终完成截骨，这样在截骨时可降低损伤距骨软骨的风险。截骨完成后术者使用纱布牵拉并翻转内踝，也可用一枚较大直径克氏针直接经一个预置钻孔暂时贯穿固定截骨远端（图 17.1）。术中通过被动内翻足跟并将腓骨当做支撑点以使距骨倾斜可改善距骨穹窿的显露（术中内翻力量不要过大）。

找到并清理损伤部位坏死骨块后，利用导向器将导针置入损伤部位中心，导针应与距骨穹窿内侧弧形关节面垂直，使用导针可保证在术中始终沿垂直方向进行操作。定位钻孔完成后拧入金属内植物钛质螺钉，用接触探针测量矢状面和冠状面上病灶弧形外径的直径，这样即可使假体关节面与自体关节面精确匹配。使用匹配的钻孔器处理病变部位以便植入假体关节面。钻孔器为经导针操作的空心钻头，其直径为 15mm。经相应

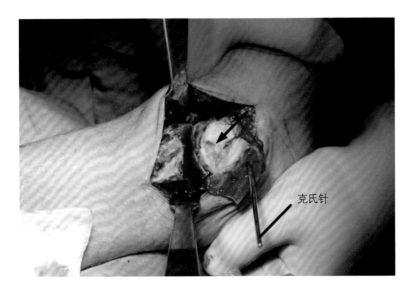

克氏针

图 17.1　内踝斜行截骨显露骨软骨损伤病灶（箭头），术中将一枚克氏针经一个预置的螺钉钻孔固定于距骨，以暂时固定内踝截骨块

的偏移距号码测量后即可最终确定能够完全匹配的假体型号，将所选假体关节面构件沿正确方向置于正确的平面并置于钛质螺钉上，之后经特殊的尖端为塑料的器械轻柔锤击，使两个构件尖端互锁完成（图 17.2）。在确认内植物周缘与自体关节面相比轻微下沉后复位截骨端。用大直径克氏针经预钻孔固定截骨块保证复位。复位过程中可首先利用 Weber 骨钳对截骨端进行加压。术中可在胫骨远端皮质截骨端近侧 2.5mm 钻孔以利于近侧 Weber 骨钳的放置。我们通常使用长 40mm 或 45mm 的松质骨拉力螺钉固定截骨端，术中无需修复胫骨后肌腱鞘，切口关闭使用 3.0 号 Ethilon 缝线采用垂直褥式缝合技术（Donati 技术）。

17.3 术后康复

术后应给予石膏夹板固定 1 周。之后 5 周给予功能性限制负重支具（行走靴具）或可拆卸石膏支具固定。在此期间可进行非负重条件下屈伸角度练习，每次 15 分钟，每

天 2 次。术后 6 周后，行踝关节 X 线检查确认截骨端是否愈合，并开始物理治疗以利于功能恢复并争取在大约 1 个月内能够恢复完全负重活动。因此，应争取在术后 10 周能够恢复正常负重活动和行走活动。如术后 6 个月随访无假体松动、移位表现则可开始冲击力活动，如跑步活动。非接触性体育活动可于术后 9 个月随访无异常表现后开始，术后 1 年可开始参加接触性体育运动。但应向患者讲明，参加接触性体育运动存在发生假体周围骨折的危险性。我们报道的第 1 例行距骨假体置换的患者术后 1 年随访可参加科尔夫球（korfball）运动（接触性体育运动）且术后第 2 年随访时仍能参加此类水平的体育运动[21]。

17.4 讨论

金属内植物表面置换术治疗骨软骨损伤或骨软骨坏死是一项相对较新的技术，目前关于此技术的研究文献很少。据报道其用于治疗股骨头[27]、肱骨头[18]、第一跖骨[10]和

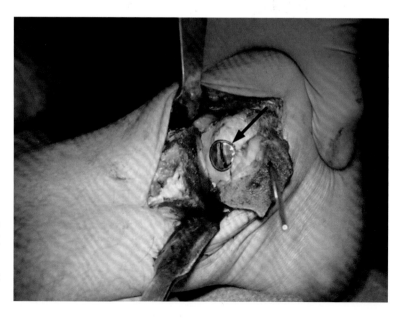

图 17.2 假体关节面构件沿正确方向置入正确的平面并放置于螺钉上所见，注意内植物周缘与邻近软骨面水平相比应轻微下沉（约 0.5mm）

髌骨表面[5]骨软骨损伤或骨软骨坏死的临床效果令人鼓舞，目前已有 2 项关于踝关节距骨假体内植物的生物力学尸体研究[1, 24]。关于此方面我们曾对 15 例患者进行了为期 1 年的前瞻性病例组随访研究[16]，病例组中均为内侧距骨穹窿巨大病损且之前手术失败患者，这些患者之前曾行病变清理、骨髓刺激、松质骨块移植和螺钉固定手术处理。术前我们利用不同的评估方法对初次手术的疗效进行前瞻性记录，这些评估方法包括休息、爬楼梯和跑步时的疼痛数值评分（NRS）、美国足踝学会（AOFAS）足踝临床评估系统、足踝疗效评分（FAOS）和健康调查简表（SF-36）。经术后 1 年随访，患者 NRS 评分、AOFAS 评分、FAOS 评分 5

个子项中的 4 个子项以及 SF-36 中的体格检查评分内容明显改善。有 4 个较小的术后并发症在研究阶段即已得到解决。研究报道有 3 例患者存在瘢痕周围麻木症状，并于手术后当年内症状消失；另 1 例患者合并切口浅层感染，给予口服抗生素后治愈。术后 1 年随访行 X 线检查未见假体松动、囊肿形成或踝关节退行性变（图 17.3）；所有患者内踝截骨端均实现愈合。

目前可用于治疗巨大或继发性距骨骨软骨损伤的方法包括自体骨软骨移植（OATS）、松质骨块移植、同种异体骨软骨移植、踝关节融合或踝关节置换术。尽管目前研究证实 OATS 手术的疗效良好[17]，但令人担忧的是其可能导致膝关节供体部位损伤[19]。自体骨

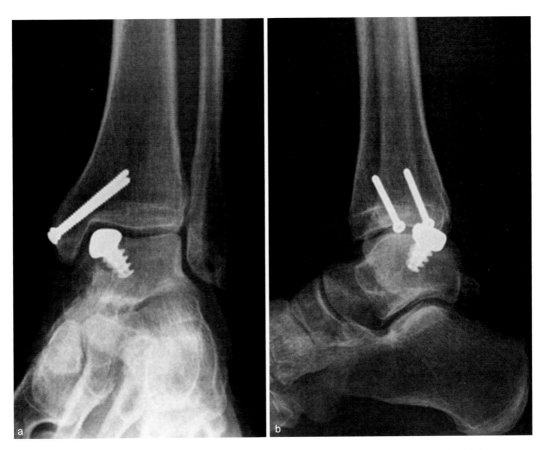

图 17.3　左踝假体植入术后 1 年行踝穴位（a）和负重侧位（b）X 线摄片检查见内植物位置良好

软骨移植的另一个缺点在于术中难以实现移植物与距骨表面的形态匹配且移植物难以与自体融合[12]。松质骨块移植缺点在于移植物难以获取和术后可能出现供体部位局部疼痛[2]。同种异体移植物移植可用于巨大损伤病变的处理，但不建议其用于局限性OCD，这是基于对膝关节行此类移植物移植术后可逐渐出现透明软骨部分破坏或重吸收及移植物碎裂的认识[20]。踝关节融合和假体置换是OCD反复发作的最终解决方案，但该方法不适于年轻患者，如金属内植物在远期失效，则需取出内植物后行踝关节融合。

手术切口显露也是决定假体置换技术成败的重要因素，这是因为内植物的准确植入主要取决于术中所取切口及是否能够有效显露。如术中截骨端太靠近内侧，例如在踝关节面水平截骨，则距骨穹窿显露将会不充分，从而无法对病变进行有效处理。此外，如远侧截骨端骨块较小则可能在手术后期固定截骨端时易于并发骨折。反之，如截骨端太偏向外侧，则截骨线可能自胫骨顶部穿出，由于胫骨顶部与内侧距骨穹窿直接相关节，这种截骨方式可能导致踝关节负重区域破坏并可能导致继发性骨性关节炎[7]，因此这种截骨效果也是不理想的[11,24]。为此，我们在术中截骨前常规使用探钩来确定胫骨顶和内踝关节面之间的交界区域[22]。

假体内植物的表面应与距骨病灶周围软骨面相比稍下沉，这是由于在负重活动时距骨软骨面将会变形而金属内植物则不会发生变化。Wan等经测量研究后发现，在完全负重情况下内侧距骨穹窿软骨厚度为1.42±0.31mm的个体软骨变形峰值为34.5%±7.3%[28]。因此我们将内植物相比邻近关节面下沉高度设定为0.5mm，此下沉水平值在以往的一项尸体研究中被证实是适宜的[24]。假体正确植入可避免其与胫骨顶部之间接触压力过大[24]。

总结

总之，金属内植物置换技术可能是治疗内侧距骨穹窿骨软骨缺损初次手术失败后的新的可选方法。尽管术后1年的临床和影像学随访结果令人满意，但很明显，此技术尚需更多的患者及更长时间的随访以便作出确切的定论，并明确这些良好的疗效是否具有持续性。

（原著者：Mikel L. Reilingh，C. Niek van Dijk）

参考文献

1. Anderson DD, Tochigi Y, Rudert MJ, Vaseenon T, Brown TD, Amendola A. Effect of implantation accuracy on ankle contact mechanics with a metallic focal resurfacing implant. J Bone Joint Surg Am. 2010;92:1490–500.

2. Arrington ED, Smith WJ, Chambers HG, Bucknell AL, Davino NA. Complications of iliac crest bone graft harvesting. Clin Orthop Relat Res. 1996;329:300–9.

3. Baums MH, Heidrich G, Schultz W, Steckel H, Kahl E, Klinger HM. Autologous chondrocyte transplantation for treating cartilage defects of the talus. J Bone Joint Surg Am. 2006;88:303–8.

4. Canale ST, Belding RH. Osteochondral lesions of the talus. J Bone Joint Surg Am. 1980;62:97–102.

5. Davidson PA, Rivenburgh D. Focal anatomic patellofemoral inlay resurfacing: theoretic basis, surgical technique, and case reports. Orthop Clin North Am. 2008;39:337–46.

6. Elias I, Zoga AC, Morrison WB, Besser MP, Schweitzer ME, Raikin SM. Osteochondral lesions of the talus: localization and morphologic data from 424 patients using a novel anatomical grid scheme. Foot Ankle Int. 2007;28:154–61.

7. Gaulrapp H, Hagena FW, Wasmer G. Postoperative evaluation of osteochondrosis dissecans of the talus with special reference to medial malleolar osteotomy. Z Orthop Ihre Grenzgeb. 1996;134:346–53.

8. Gautier E, Kolker D, Jakob RP. Treatment of cartilage defects of the talus by autologous osteochondral grafts. J Bone Joint Surg Br. 2002;84:237–44.

9. Hangody L, Kish G, Modis L, Szerb I, Gaspar L, Dioszegi Z, et al. Mosaicplasty for the treatment of osteochondritis dissecans of the talus: two to seven year results in 36 patients. Foot Ankle Int. 2001;22:552–8.

10. Hasselman C, Shields N. Resurfacing of the first metatarsal head in the treatment of hallux rigidus. Tech Foot Ankle Surg. 2008;7:31–40.

11. Millington S, Grabner M, Wozelka R, Hurwitz S,

Crandall J. A stereophotographic study of ankle joint contact area. J Orthop Res. 2007;25:1465–73.

12. Nosewicz TL, Reilingh ML, Wolny M, van Dijk CN, Duda GN, Schell H. Influence of basal support and early loading on bone cartilage healing in press-fitted osteochondral autografts. Knee Surg Sports Traumatol Arthrosc. 2013. [Epub ahead of print].

13. Paul J, Sagstetter A, Kriner M, Imhoff AB, Spang J, Hinterwimmer S. Donor-site morbidity after osteochondral autologous transplantation for lesions of the talus. J Bone Joint Surg Am. 2009;91:1683–8.

14. Reddy S, Pedowitz DI, Parekh SG, Sennett BJ, Okereke E. The morbidity associated with osteochondral harvest from asymptomatic knees for the treatment of osteochondral lesions of the talus. Am J Sports Med. 2007;35:80–5.

15. Reilingh ML, van Bergen CJ, van Dijk CN. Diagnosis and treatment of osteochondral defects of the ankle. S Afr Orthop J. 2009;8:44–50.

16. Reilingh ML, van Bergen CJ, van Dijk CN. Novel metal implantation technique for osteochondral defects of the medial talar dome. Tech Foot Ankle Surg. 2012;11:45–9.

17. Scranton Jr PE, Frey CC, Feder KS. Outcome of osteochondral autograft transplantation for type-V cystic osteochondral lesions of the talus. J Bone Joint Surg Br. 2006;88:614–9.

18. Uribe JW, Botto-van Bemden A. Partial humeral head resurfacing for osteonecrosis. J Shoulder Elbow Surg. 2009;18:711–6.

19. Valderrabano V, Leumann A, Rasch H, Egelhof T, Hintermann B, Pagenstert G. Knee-to-ankle mosaicplasty for the treatment of osteochondral lesions of the ankle joint. Am J Sports Med. 2009;37:105S–11.

20. van Bergen CJ, de Leeuw PA, van Dijk CN. Treatment of osteochondral defects of the talus. Rev Chir Orthop Reparatrice Appar Mot. 2008;94:398–408.

21. van Bergen CJ, Reilingh ML, van Dijk CN. Tertiary osteochondral defect of the talus treated by a novel contoured metal implant. Knee Surg Sports Traumatol Arthrosc. 2011;19:999–1003.

22. van Bergen CJ, Tuijthof GJ, Reilingh ML, van Dijk CN. Clinical tip: aiming probe for a precise medial malleolar osteotomy. Foot Ankle Int. 2012;33:764–6.

23. van Bergen CJ, Tuijthof GJ, Sierevelt IN, van Dijk CN. Direction of the oblique medial malleolar osteotomy for exposure of the talus. Arch Orthop Trauma Surg. 2011;131:893–901.

24. van Bergen CJ, Zengerink M, Blankevoort L, van Sterkenburg MN, van Oldenrijk J, van Dijk CN. Novel metallic implantation technique for osteochondral defects of the medial talar dome. A cadaver study. Acta Orthop. 2010;81:495–502.

25. van Dijk CN, Reilingh ML, Zengerink M, van Bergen CJ. Osteochondral defects in the ankle: why painful? Knee Surg Sports Traumatol Arthrosc. 2010;18:570–80.

26. van Dijk CN, Verhagen RA, Tol JL. Arthroscopy for problems after ankle fracture. J Bone Joint Surg Br. 1997;79:280–4.

27. Van Stralen RA, Haverkamp D, van Bergen CJ, Eijer H. Partial resurfacing with varus osteotomy for an osteochondral defect of the femoral head. Hip Int. 2009;19:67–70.

28. Wan L, de Asla RJ, Rubash HE, Li G. In vivo cartilage contact deformation of human ankle joints under full body weight. J Orthop Res. 2008;26:1081–9.

29. Zengerink M, Struijs PA, Tol JL, van Dijk CN. Treatment of osteochondral lesions of the talus: a systematic review. Knee Surg Sports Traumatol Arthrosc. 2010;18:238–46.